PEG用語解説

監修 鈴木博昭・曽和融生・比企能樹
編集 PEG・在宅医療研究会（HEQ）
　　　　編集委員：上野文昭・倉 敏郎・西口幸雄

フジメディカル出版

監修の言葉

　PEG（経皮内視鏡的胃瘻造設術）が，米国で誕生（1979年）してから30年余。日本では1997年に第1回HEQ（現PEG・在宅医療）研究会が開催されてから18年，NPO法人PDNが活動を始めてから11年が経過した。当研究会ではPEG・在宅医療を生命を脅かされるような疾患に罹患した患者（主に高齢者）に対して安全で質の高い医療サービスとして提供し続けるために，会員への教育システムの充実を目的に，研究会誌の定期的発行，年1回の学術集会，会員間の情報交換の場としてニュースレターを刊行してきた。日本消化器内視鏡学会ガイドラインにはPEGのガイドラインを，鈴木裕，上野文昭，蟹江治郎が共同で執筆した。本研究会の会員が医師，看護師，薬剤師，在宅訪問管理栄養士，臨床工学士，内視鏡技師，ケアマネジャーや言語聴覚士など多職種の人達で構成されていることから，チーム医療としての取り組みが大切であり，PDNや地方会の協力でセミナーの開催を介して，PEG医療の質の向上と普及を図ってきた。

　私は本PEG・在宅医療研究会の活動こそ緩和ケアの本流と位置付けており，「緩和ケアとは生命を脅かす疾患に伴う問題に直面する患者と家族に対し，疼痛や身体的，心理社会的スピリチュアルな問題を早期に正確にアセスメントし，解決することにより，苦痛の予防と軽減を図り，生活の質を向上させるためのアプローチである」（WHO，2002年）の定義に完全に合致している。がんの緩和ケアは終末期における重要な課題として社会的に認知され，疼痛を中心とした症状の緩和と薬物療法の選択が可能である。本研究会で行っているPEG・在宅医療の対象例にはがん症例も多いが，脳血管障害後遺症，認知症，脳挫傷後遺症，パーキンソン症候群，筋萎縮性側索硬化症など良性疾患も多い。がん症例では進行度によって生命予後の予測が可能であり，緩和ケアの期間，それに要する費用も限定的で予測可能である。一方，良性疾患での終末期医療ではPEG医療を続けることによって，生活の質（自立性）の改善，経口摂取機能の改善，誤嚥性肺炎の改善が証明（PDNの認知症患者1,353名の調査研究報告）されており，予後の予測は比較的困難である。デフレが続く経済不況の日本での問題として，

● 監修の言葉

　医療費抑制の観点から，良性疾患の終末期医療をがんの終末期医療と別個に扱わざるを得ない状況も理解できるが，PEG・在宅医療は，患者と家族の苦痛を軽減し，終末期患者の福祉に貢献している正々堂々の医療行為である．

　患者とその家族の苦痛の軽減が主目標である医療者と，限られた予算を国民に平等に配分し，経済不況からの脱却を模索している政府との間で考え方が異なるのは止むを得ないが，PEGを金喰い虫と悪者扱いするマスコミ，そして「胃瘻はエイリアン」（石原伸晃 前自民党幹事長の発言）と考えている政治家の意見は，PEG患者とその家族に肩身の狭い思いをさせる不適切な報道・言動であり，私は本研究会の会長として，マスコミに反省を，石原氏には発言の撤回を求めたい．以上のようにPEG医療の領域はいま逆風が吹いている嵐のような状況下にあるが，われわれ医療者は，安全で質の高いサービスを目指して，従来通り前進を続けなければならない．また，多職種の人達が議論した結果コンセンサスが得られた情報については積極的に発信して，政府の理解と国民の支持を得る努力をしなくてはならない．

　本研究会の当面の課題であった用語解説書が今回出版できることは非常に喜ばしい．本書は比企能樹，曽和融生の歴代会長と現会長の私が監修し，上野文昭，倉敏郎，西口幸雄の3氏に企画編集をお願いした．各項目の執筆は，本研究会のactive membersが担当してくれた．まさに会員の総力を結集した入魂の冊子である．多職種の会員にとっては共通の用語で平等の立場から意見交換が可能になる．用語は概論と各論に分かれ111語が精選され，各々の用語に実際に役立つ解説が述べられており，英文訳もある．ハンドブックとしても役立つ内容である．

　本書の出版にはフジメディカル出版（代表取締役 宮定久男）の誠意と献身的努力がなければ実現しなかった．深く感謝を申し上げる．

2013年1月

鈴木 博昭

序

　経皮内視鏡的胃瘻造設術（PEG）が登場したのは今から30年以上も前のことである。当初は内視鏡を用いた低侵襲外科治療手技として内視鏡医の注目を集めたものの，医療界全体へのインパクトは乏しかった。しかし医療の情報化や適正化が進み，現在では自発的に摂食できない例での，栄養経路確保のための第1選択手技と位置付けられている。

　PEGが他の内視鏡治療手技と異なるのは，手技自体で治療が完結せず，そこがむしろ出発点となることである。造る者（内視鏡医など）以外に，胃瘻を使う者（多様な職種の医療提供者，患者，家族など）が存在することである。PEGに関連した診療はチーム医療の典型ともいえる。PEGが普及するにつれて多くの職種が診療に参加するようになり，理解を超えた用語が独り歩きすることも多くなった。また誤った用語が使われることも目立ち始めた。

　このような状況を鑑み，PEG・在宅医療研究会の鈴木博昭現会長，比企能樹，曽和融生歴代会長の命を受け，研究会の公式見解を反映した用語集を作成する運びとなった。用語は単なる言葉ではなく，正しい知識を得るための基本である。用語の正しい理解がよい診療に直結すると信じている。

　編集委員の不手際により，計画の発足から今日の出版まで長い時間を要したことをお詫びいたしたい。その間，ご多忙にもかかわらず快くご執筆を受諾され，的確な解説を作成していただいた諸先生方，そして出版に漕ぎ着けるまでの大変な作業を順調に進めていただいた宮定久男氏をはじめフジメディカル出版の方々に，心より深謝いたしたい。この用語解説がより適切なPEG関連の診療や，PEGを必要としている社会に対して少しでも貢献できるのであれば，編集委員として望外の喜びである。

2013年1月

「PEG用語解説」編集委員会
上野 文昭　倉 敏郎　西口 幸雄

監修・編集・執筆者一覧

◆監　修
鈴木　博昭　東京慈恵会医科大学名誉教授
曽和　融生　大阪市立大学名誉教授，(学)行岡保健衛生学園理事・専門学校長
比企　能樹　北里大学名誉教授

◆編　集　PEG・在宅医療研究会「PEG用語解説」編集委員会
上野　文昭　大船中央病院特別顧問
倉　　敏郎　町立長沼病院院長
西口　幸雄　大阪市立総合医療センター消化器外科・消化器センター部長

◆執　筆（五十音順）
赤羽　重樹　西神奈川ヘルスケアクリニック院長
足立香代子　せんぽ東京高輪病院栄養管理室室長
足立　　聡　足立医院副院長
有本　之嗣　須波宗斉会病院院長
石崎　淳子　JA広島総合病院看護科長
石塚　　泉　石塚内科クリニック院長
井谷　智尚　西神戸医療センター消化器内科医長
伊藤　明彦　草津総合病院消化器内科副部長・臨床栄養センター長
井上　善文　医療法人川崎病院外科総括部長
今里　　真　大分健生病院PEGセンター代表・副院長
上野　文昭　大船中央病院特別顧問
大石　英人　東京女子医科大学八千代医療センター消化器外科講師・診療科長
大谷　　順　雲南市立病院院長
岡田　晋吾　北美原クリニック理事長
岡野　　均　岡野医院院長
小川　滋彦　小川医院院長
小川　哲史　高崎総合医療センター統括診療部長
小野　成樹　赤穂市民病院副院長
小野沢　滋　北里大学病院患者支援センター部副部長
梶西ミチコ　福岡大学病院看護相談室看護師長
蟹江　治郎　ふきあげ内科胃腸科クリニック院長
菅　　宏美　広島大学病院消化器代謝内科
北川　泰久　東海大学八王子病院院長
日下部俊朗　医療法人東札幌病院消化器内科部長
倉　　敏郎　町立長沼病院院長
倉田なおみ　昭和大学薬学部薬物療法学講座薬剤学部門准教授
合田　文則　香川大学医学部附属病院腫瘍センター長
小西　英幸　京都府立医科大学消化器内科講師

監修・編集・執筆者一覧

小山　茂樹	草津総合病院消化器科・消化器内視鏡センター・院長補佐
櫻井　洋一	藤田保健衛生大学上部消化管外科教授
嶋尾　仁	国際医療福祉大学塩谷病院教授・副院長
城本　和明	城本胃腸科内科クリニック院長
鈴木　裕	国際医療福祉大学病院外科教授・上席部長
曹　英樹	大阪大学大学院医学系研究科小児成育外科助教
平良　明彦	津山中央病院内科部長・内視鏡センター長
妙中　直之	住友病院外科診療主任部長
髙塚健太郎	大船中央病院消化器肝臓病センター
高橋美香子	鶴岡協立病院副院長
高村　晴美	せんぽ東京高輪病院栄養管理室
徳毛　宏則	JA広島総合病院副院長
永井　祐吾	医療法人浩仁会南堺病院院長
中谷　吉宏	中谷内科医院院長
永原　央	大阪市立大学大学院医学研究科腫瘍外科病院講師
西口　幸雄	大阪市立総合医療センター消化器外科・消化器センター部長
西脇　伸二	西美濃厚生病院副院長
畠山　元	盛岡赤十字病院小児外科部長
比企　直樹	がん研有明病院消化器センター上部消化管担当副部長
藤島　一郎	浜松市リハビリテーション病院病院長
松下　理恵	JA広島総合病院看護科長
松原　康美	北里大学病院看護部主任
松村　雅彦	奈良県立医科大学地域医療学講座教授
松本　敏文	別府医療センター外科医長
松本　昌美	奈良県立五條病院院長
丸山　道生	東京都保健医療公社・大久保病院外科部長
峯　真司	がん研有明病院消化器センター副部長
三原　千惠	安田女子大学家政学部管理栄養学科教授
村橋　邦康	大阪掖済会病院外科部長
村松　博士	清田病院副院長
森安　博人	奈良県立五條病院内科部長
安田　高志	東海大学八王子病院神経内科助教
山口　浩和	公立昭和病院外科担当部長
山本　淳子	前橋赤十字病院栄養課
吉野　すみ	高松市民病院内科診療部長
吉野　浩之	群馬大学教育学部障害児教育講座准教授
笠　健児朗	笠外科胃腸科医院副院長
鷲澤　尚宏	東邦大学医療センター大森病院栄養治療センター部長・准教授

本書の見かた(凡例)

用語の採録:
PEG・在宅医療研究会の「PEG 用語解説」編集・作成委員会が中心となって,PEG 医療にたずさわる医療従事者が共通の用語を用いられるように,広く関連用語を収集したなかから 111 語を精選し,掲載しています。

用語の配列:
本書記載の用語の配列は,PEG 概論(3 項目)と PEG 各論(5 項目)に分け,それぞれの項目ごとで概ね五十音順に掲載しています。

英語用語:
各用語には対応する英語用語を併記し,複数の英語用語がある場合は「/」で区切っています。
例)胃瘻　gastrostoma / gastric stoma

参照用語:
解説文の中で別に解説のある用語および参照用語は,解説文のあとに➡で用語とその記載ページを表記しています。
例)➡インフォームド・コンセント (30 頁)

文　献:
文献は引用・参照順に番号を付し,巻末に一覧掲載しています。各用語では引用・参照した文献番号を文末に[文献 3]などと表記しています。また,文中での引用個所には文献番号を肩付き表記しています。
例)〜と報告[10] されている。[文献 10]

索引用語:
索引では,掲載用語と関連の深い用語も広く掲載して,検索性の向上に努めています。

目次

監修の言葉 iii
序 v
監修・編集・執筆者一覧 vi
本書の見かた（凡例） viii

1. PEG 概論

1-1 基礎知識，適応・禁忌

胃瘻（胃ろう） 2
胃瘻カテーテル 4
合併症 6
禁忌 7
経管栄養 8
経静脈栄養 9
経腸栄養 10
経皮内視鏡的胃瘻造設術（PEG） 12
減圧 PEG 13
小児の PEG 14
腸瘻 15
適応 16
瘻孔 17
PEG 造設，PEG カテーテル，PEG 栄養，PEG 交換 18

1-2 対象疾患・注意すべき病態

胃軸捻転症，食道裂孔ヘルニア 19
胃切除（術） 20
嚥下障害（摂食・嚥下障害） 21
炎症性腸疾患 22
球麻痺 23
誤嚥 24
誤嚥性肺炎 25
V-P シャント（脳室 - 腹腔シャント） 26
腹膜透析 28

ix

●目次

1-3 その他

アウトカム	29
インフォームド・コンセント	30
クリニカルパス	31
セーフティマネジメント	32
尊厳死	33
リスクマネジメント	34
リビングウィル	35
ADL	36
QOL	37
TQM	38

2. PEG各論

2-1 造設手技

胃壁固定具	40
イントロデューサー法	41
イントロデューサー変法	42
オブチュレーター	44
ガイドワイヤー	45
開腹下胃瘻造設術	46
逆流防止弁	47
経胃瘻的小腸挿管（PEGJ）	48
経皮内視鏡的空腸瘻（PEJ）	50
経皮経食道胃管挿入術（PTEG）	52
抗凝固薬，抗血小板薬	53
ストッパー	54
前投薬	56
ダイレーター	57
注入器	58
腹腔鏡下胃瘻造設術	60
プル法	61
プッシュ法	62

2-2 長期管理

A. カテーテル管理と瘻孔管理

- 経皮的交換 ··· 63
- カテーテル交換手技 ··· 64
- 交換後の確認法（直接確認法）··· 66
- 交換後の確認法（間接確認法）··· 68
- 在宅交換 ··· 70
- 酢酸水（酢水）·· 71
- 次亜塩素酸ナトリウム ·· 72
- ティッシュこより ·· 73
- 内視鏡的交換 ··· 74

B. 栄養管理

- 栄養アセスメント ·· 76
- 栄養サポートチーム ··· 78
- 安静時エネルギー代謝量 ··· 80
- 簡易懸濁法 ·· 81
- 間欠投与，持続投与 ··· 82
- 経腸栄養剤 ·· 83
- 高濃度経腸栄養剤 ·· 84
- 呼吸商 ··· 85
- 在宅中心静脈栄養法，在宅成分（経腸）栄養法······················ 86
- 疾患・病態別栄養剤 ··· 88
- 消化管運動機能改善薬 ·· 90
- 食物繊維 ··· 92
- 低残渣食 ··· 93
- 濃厚流動食 ·· 94
- バクテリアル・トランスロケーション ··································· 95
- 半固形化栄養剤 ·· 96
- ハリス–ベネディクトの式 ··· 98
- 微量元素 ··· 99
- ファーラー位 ··· 100
- RTH 製剤 ·· 101

C. PEG 患者のリハビリ

- アイスマッサージ ················· 102
- 嚥下食ピラミッド ················· 103
- 嚥下機能検査 ····················· 104
- 嚥下テスト食 ····················· 106
- 嚥下補助食 ······················· 107
- 嚥下リハビリテーション ··········· 108
- 口腔ケア ························· 110

2-3 合併症

- 胃食道逆流，逆流性食道炎 ········· 112
- 胃石形成 ························· 113
- 胃排出能低下 ····················· 114
- インプランテーション ············· 115
- 栄養剤誤注入 ····················· 116
- 気腹 ····························· 117
- カテーテルトラブル ··············· 118
- 交換時合併症 ····················· 120
- コンプリケーション（合併症）の定義 ··· 122
- 誤穿刺（横行結腸，肝左葉） ······· 124
- 事故抜去，自己抜去 ··············· 125
- 食道潰瘍 ························· 126
- 早期合併症 ······················· 127
- スキントラブル ··················· 128
- 対側胃壁潰瘍 ····················· 130
- 長期（晩期）合併症 ··············· 131
- 肉芽，不良肉芽 ··················· 132
- バンパー埋没症候群 ··············· 133
- 腹腔内誤留置 ····················· 134
- ボールバルブ症候群 ··············· 136
- 瘻孔圧迫壊死 ····················· 137
- 瘻孔形成不全 ····················· 138
- 瘻孔周囲炎 ······················· 139
- 瘻孔損傷 ························· 140

文献 ……………………………………………………………………… 141

付録
1) 保険制度
　1. 在宅成分栄養経管栄養法指導管理料 ………………………… 145
　2. 造設・交換に関する保険点数 ………………………………… 146
　3. 特定保険医療材料料 …………………………………………… 146
　4. 入院時食事療養費・入院時生活療養費 ……………………… 147

2) 情報ネットワーク
　全国における情報ネットワーク（研究会）…………………… 148
　日本栄養療法推進協議会 ………………………………………… 148
　日本消化器内視鏡学会 …………………………………………… 148
　日本静脈経腸栄養学会 …………………………………………… 148
　日本内視鏡外科学会 ……………………………………………… 148
　PEG・在宅医療研究会（HEQ）………………………………… 148
　PEGドクターズネットワーク（PDN）………………………… 148

3) PEG・在宅医療研究会（HEQ）用語委員会コンセンサスミーティング
　……………………………………………………………………… 149

索引 ……………………………………………………………………… 151

1. PEG 概論

1. PEG 概論

胃瘻（胃ろう）
gastrostoma / gastric stoma

瘻（fistula）とは

　瘻とは，ある方向への長さ，あるいは深さにわたっている組織の管状の欠損をいい，食道気管瘻等先天的なものを除けば，多くは炎症性に形成される。瘻のできた部位や臓器をもってその瘻を表現し，消化器関連では，胆嚢炎のため胆嚢と十二指腸に瘻ができた場合は胆嚢十二指腸瘻，炎症性腸疾患などで小腸と小腸に瘻ができた場合は小腸瘻と呼ぶ。この瘻が体表と結ばれている場合，その出口を瘻孔（stoma）と呼ぶ。

　これらの病的に形成された瘻（孔）とは別に，人工（外科）的に瘻（孔）を作製する場合もある。切除不能の膵臓癌や胃癌の胃空腸瘻や，人工肛門として造設した場合の結腸瘻（colostoma / colonic stoma），回腸瘻（ileostoma / ileal stoma）である。

胃瘻と胃瘻造設術

　胃瘻（gastrostoma / gastric stoma）は胃と体表を結ぶ瘻（孔）のことである。瘻（孔）を作製する術式を瘻（孔）造設術（-stomy）と呼ぶ。胃瘻の場合は胃瘻造設術（gastrostomy）と呼ぶ。

胃瘻の構造，しくみ

　胃瘻の周囲の壁は腹壁と胃壁からなっている。腹壁と胃壁は手術の際に互いが癒着を起こし，密着しているため，胃内容物や投与する栄養剤や水分が腹腔内に漏れずに済んでいる。腹腔内に胃内容物や栄養剤が漏れると腹膜炎を起こし，量が多いと重篤な合併症となる。その密着している幅は，種々の方法で観察された結果では 2 ～ 5 mm 程度にすぎない。

　胃壁固定具を用いると，密着している幅は 10 ～ 20 mm 程度に広がる。この瘻孔にはカテーテルが留置される。カテーテルが留置されていない胃瘻は自然に縮小し，半日程度で閉鎖されることが多い。カテーテルは瘻孔閉鎖防止の役割をも持っていることになる。［文献1］

<嶋尾 仁>

➡胃壁固定具（40頁）　➡経皮内視鏡的胃瘻造設術（12頁）　➡瘻孔（17頁）

1. PEG 概論

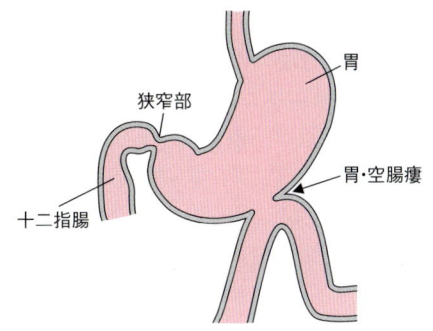

図1　胃・空腸瘻造設術
幽門狭窄の場合の胃と空腸を吻合する手術方法

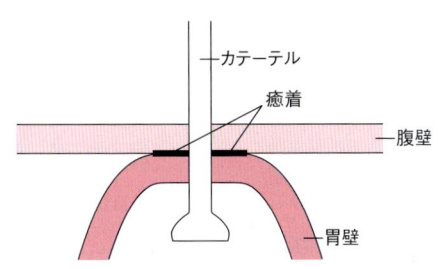

図2　胃瘻の構造
腹壁および癒着した胃壁の一部が胃瘻の壁を形成している。

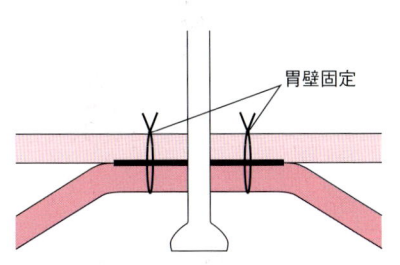

図3　胃壁固定を行った胃瘻の構造
固定を行うことで癒着の幅が広がる。全周性の癒着の幅を広げるためには，周囲3点ないしは4点の固定が必要である。

1-1　基礎知識・適応・禁忌

1. PEG概論

胃瘻カテーテル
gastrostomal catheter

　胃瘻カテーテルの構造を図1に示す。体外にある「外部ストッパー」，胃内にある「内部ストッパー」により逸脱のないように固定されている。
　胃瘻カテーテルは，外部のカテーテルの長さにより「ボタン型」と「チューブ型」に分類され，また，内部ストッパーの形状により「バンパー型」と「バルーン型」に分類される。したがって，「バンパー・ボタン型」「バンパー・チューブ型」「バルーン・ボタン型」「バルーン・チューブ型」の4つに分類される（図2）。それぞれに特徴があり，用途によって使い分けされている[2]。［文献2］　　＜倉 敏郎＞

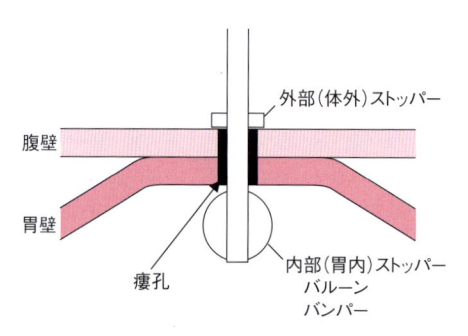

図1　胃瘻カテーテルの構造

1．PEG 概論

バルーン・ボタン型　　バルーン・チューブ型

バンパー・ボタン型　　バンパー・チューブ型

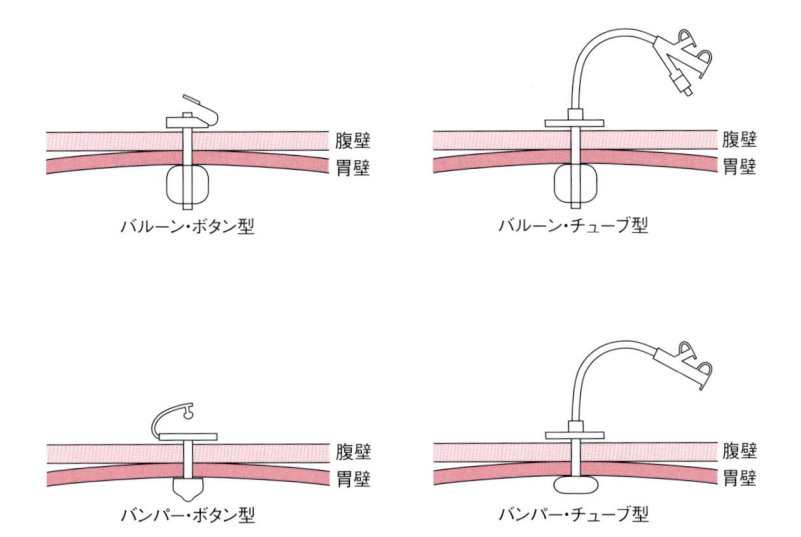

図2　胃瘻カテーテルの分類

合併症
complication

　ある処置・検査・治療に伴って，目的とした効果のほかに，あるいは効果が得られず，患者に被害が発生した場合，それを合併症という。合併症は医療事故の一部を占めている。これには過失のある場合と過失のない場合があり，負の結果を予見できたのにそれを回避する義務を果たさなかった場合が過失とされ，過失のある医療事故が医療過誤である。

　合併症は，予見と回避の可能な「（狭義の）合併症」と，手技の性格上発生を皆無にできない（回避できない）「偶発症（incident）」がある。両者を合わせ「（広義の）合併症」と総称する。

　PEGに関しての「合併症」といった場合には，「PEGによって受けられるはずだった利益を享受できず，時には損害を被る」という点で一括して「合併症（complication）」として扱うよう，2003年，第2回PEGコンセンサスミーティング（現：PEG・在宅医療研究会学術・用語委員会）において提唱された。［文献3］

　　　　　　　　　　　　　　　　　　　　　　　　　　＜高橋 美香子＞

➡コンプリケーション（合併症）の定義（122頁）

合併症（広義）

過失なし（不可避）
　………偶発症
過失あり
　………医療過誤（狭義の合併症）
過失：予見可能であるが回避義務を果たさず

図1　合併症の分類

禁忌
contraindication

　禁忌とは，ある診療行為の介入が不適切である臨床状況をいう。診療介入の有害性がきわめて大きいことが明らかで危険を伴う場合や，診療行為が事実上不可能な状況を絶対的禁忌という。

　多くの場合，禁忌は絶対的なものではなく，診療行為が少なからず危険を伴う場合や不適切と考えられる状況を意味し，有益性と有害性のバランスを考慮して決定される。その意味で「適応」と対をなす用語である。

　PEGの絶対的禁忌は少ないが，対象例の多くは併存疾患を有し全身状態不良であるため，相対的禁忌例であることが少なくない（表1）。PEGによる有益性が見込まれる症例では，術前に禁忌となる病態の改善を図り，適応とすることが可能である。［文献4］

<上野 文昭>

➡適応（16頁）

表1　PEGの禁忌

絶対的禁忌	相対的禁忌
・通常の内視鏡検査の絶対禁忌 ・内視鏡が通過不可能な咽頭・食道狭窄 ・胃前壁を腹壁に近接できない状況 ・補正できない出血傾向 ・消化管閉塞 　-減圧ドレナージ目的以外の場合	・大量の腹水貯留 ・極度の肥満 ・著明な肝腫大 ・横隔膜ヘルニア ・出血傾向 ・門脈圧亢進 ・胃の腫瘍性病変 ・高度の胃炎症性病変 ・胃切除術の既往 ・他の上腹部手術の既往 ・妊娠 ・腹膜透析 ・癌性腹膜炎 ・全身状態不良 ・生命予後不良 ・非協力的な患者・家族

1. PEG 概論

経管栄養
tube feeding

　食物など，栄養素の経口的摂取が不可能あるいは不十分な場合，消化管（食道・胃・小腸等）に体外よりチューブを用いて栄養を投与する方法。

　適応：消化管（口腔の咽頭〜食道〜胃〜小腸）の閉塞や狭窄あるいは消化管癌形成のため，通過・消化・吸収が不能もしくは不十分な場合，より肛側の部位にチューブを留置し栄養剤を投与することが一般的である。栄養総量が不足する場合，補助的にも用いられている。

　投与経路：チューブが体内に入る部分（経鼻・経胃・経小腸等）。チューブ留置部（食道・胃・小腸等）が表現されている場合が多い。

　例）経鼻経管栄養…体外より鼻腔経由でチューブを用いる栄養法
　　　経鼻胃管………体外より鼻腔経由で胃内にチューブ先端を留置する方法
　　　経胃空腸栄養…体外より胃経由で空腸内にチューブ先端を留置する栄養法（胃瘻等）

　利点：一般的に栄養効率，消化管免疫また感染症などの合併症の観点から，また静脈栄養と比して，より有効とされる。経腸栄養を利用するための方法とされる。

　欠点：使用されるチューブ（シリコン，ポリウレタン等）の刺激，生体適合性によりチューブ留置部の皮膚潰瘍（鼻翼部潰瘍等）・炎症（瘻孔周囲炎等）が発生することがある。逆に小腸瘻等において消化液の漏れによる炎症が起きる場合がある。チューブの固定方法・部位についても問題となることがある。チューブ交換に際し確認が必要であること等が議論されているが，誤注入による重大な事故に留意することがきわめて重要である。　　　　　　　　　　　　　　　　＜有本 之嗣＞

➡栄養剤誤注入（116頁）　➡交換後の確認法（直接確認法66頁，間接確認法68頁）

経静脈栄養
parenteral nutrition

　消化管の消化・吸収等の機能不全あるいは全く機能しない場合に，栄養代謝補給あるいは補助療法として栄養成分を静脈に注入する方法。中心静脈カテーテル等を用いて，全ての栄養成分を中心静脈に注入する中心静脈栄養法と，末梢静脈を利用する末梢静脈栄養法がある。末梢静脈栄養法では，投与量は，栄養成分の濃度，重量モル浸透圧濃度，容量等にて限定される。

　適応（表1）：経腸栄養に比し，感染症などの合併率が高率とされる。有効な栄養療法を実施するために病態に応じたモニタリングが必要であることが多い（電解質異常，酸・塩基・水分平衡異常，血糖値，肝障害，トリグリセライド，クリアランス障害等）。

　栄養素：栄養必要量，投与量，患者の病態にて決定する。ブドウ糖，アミノ酸，脂肪酸の量に留意することが必要である。中心静脈栄養では，ビタミン，ミネラル，微量元素等も供給される。　　　　　　　　　　　　　　　　　　　　　　　　＜有本 之嗣＞

表1　経静脈栄養の適応

1. 消化管の機能不全の状態
    ・閉塞・狭窄や短腸症候群
    ・腹膜炎・消化管瘻孔等
    ・その他の消化・吸収障害
2. 嘔吐・重症の下痢・消化管よりの大量漏出の病態
3. その他腸管の安静が必要な病態
4. 経腸栄養の補助併用療法

1. PEG 概論

経腸栄養
enteral nutrition

栄養剤を消化管（食道・胃・小腸等）に投与し，消化吸収させる栄養法．静脈経由で栄養剤を投与する経静脈栄養法に比し，非常投与経路，栄養剤の選択，投与器具等の発達により，その効率性や，感染症また臓器不全等の合併症の頻度の低下が指摘されている．

代謝の調整，重症疾患からの回復促進において，特に優れた生理学的作用があるとされる．できる限り経腸栄養を施行，または併用することが推奨されている．

適応：消化管が利用可能な病態で
・自身で代謝必要量を満たす栄養量の摂取が不可能，またはする意思のない病態．
・摂取量が不十分，もしくは増大した栄養必要量を充足するための栄養補助．

禁忌：
・完全腸閉塞．
・腹部膨満を伴う重症の小腸閉塞．
・消化管の消化・吸収不良状態．

病態：
・脳血管障害，代謝性疾患による摂食，嚥下障害等．
・外傷・手術にて消化管使用可能な状態．
・静脈栄養からの移行：アクセスする部位にて投与量，栄養剤の工夫が必要である．
・胃：胃の運動性が十分にあり，誤嚥の危険性が少ないとき適応であり，投与量の回数・量に自由度がある．
・小腸：胃内投与にて胃食道逆流や嘔吐の危険性があるとき，もしくは早期投与に適応があるが，投与量・回数・量，さらには成分に制限があることがある．

また，経鼻胃管を用いる方法，胃瘻より小腸へ投与する方法（PEGJ），直接小腸に投与する方法（Direct PEJ）等，多くの工夫がされている．いずれにせよ経腸栄養は，栄養補給の第一選択である． ＜有本 之嗣＞

➡経静脈栄養（9頁）

1. PEG 概論

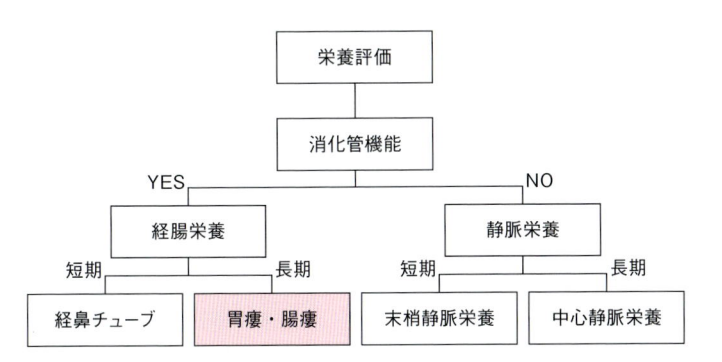

```
                    ┌─────────┐
                    │ 栄養評価 │
                    └────┬────┘
                         │
                    ┌─────────┐
                    │ 消化管機能│
                    └────┬────┘
              YES   ─────┴─────   NO
              ┌─────────┐   ┌─────────┐
              │ 経腸栄養 │   │ 静脈栄養 │
              └────┬────┘   └────┬────┘
           短期 ─┴─ 長期      短期 ─┴─ 長期
          ┌──────┐ ┌──────┐ ┌────────┐ ┌────────┐
          │経鼻チューブ│ │胃瘻・腸瘻│ │末梢静脈栄養│ │中心静脈栄養│
          └──────┘ └──────┘ └────────┘ └────────┘
```

図1 栄養補給の投与経路
〔ASPEN（American Society of Parenteral and Enteral Nutrition: 米国静脈経腸栄養学会）資料〕

1-1 基礎知識・適応・禁忌

11

1. PEG 概論

経皮内視鏡的胃瘻造設術（PEG）
percutanous endoscopic gastrostomy

1-1 基礎知識・適応・禁忌

　経皮内視鏡的胃瘻造設術（PEG）は内視鏡補助下に胃瘻を造設する手技で，1979年に米国のGaudererとPonskyにより考案され報告された（図1）。この手技の有用性が認められ，それまで1世紀にわたって行われていた開腹手術にとって代わり，胃瘻造設の第一選択の手技として急速に普及した。

　腫瘍切除や止血などに代表される他の内視鏡治療手技と異なる点は，胃瘻造設自体は患者アウトカムを何も改善しないことで，胃瘻は使いこなして初めて患者に利益をもたらす。すなわちPEGはPEGに関連した診療のスタートであり，決してゴールではない。

　造設された胃瘻は主として経腸栄養の経路として用いられるが，他の目的に使用されることもある。なお，PEGという用語は本来胃瘻を造設する手技自体を指すものであるが，わが国ではPEGに関連した用語の頭に付けて用いられることが多い。

<上野 文昭>

➡アウトカム（29頁）　➡胃瘻（2頁）　➡適応（16頁）　➡PEG造設（18頁）

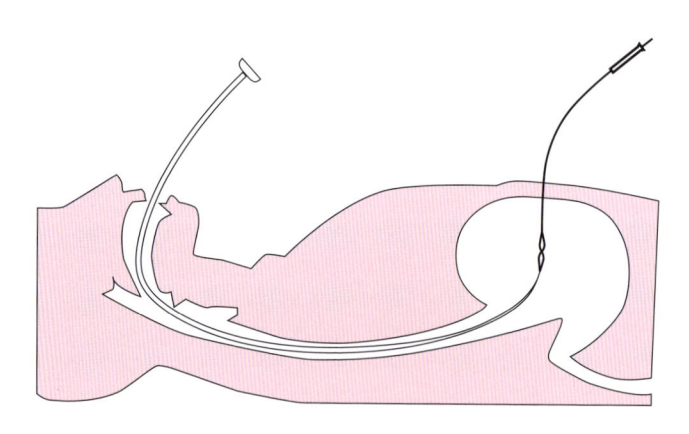

図1　経皮内視鏡的胃瘻造設術（Ponskyらの原法）

減圧PEG
gastrostomy for decompression

　PEGは本来，経口摂取不能症例の栄養補給路として考案された術式であるが，目的次第では消化管の減圧用としても用いることができる。栄養補給用のPEGと大きく術式が変わるわけではないので，術式名とするよりは瘻孔名で減圧胃瘻とする方が適切である。

　対象疾患は比較的長期間の減圧を要するもので，麻痺性イレウスや癌性腹膜炎によるイレウス等が代表的である。悪性腫瘍などによる幽門前庭部の機械的閉塞は，手術前などの短期間の場合は経鼻胃管で対処を行うが，手術不能例では良い適応となる。あくまでも減圧胃管であるので，イレウス管と全く同じ作用まではできない。つまり，胃液の排出は可能であるが，効果のあるイレウス管のような腹部膨満感の消失まではできない。しかし経鼻胃管に比べ，①鼻痛，咽頭痛など経鼻カテーテル留置に伴う苦痛がない，②カテーテルが咽頭を通っていることから生じる嘔吐反射が少なくなる，③食道入口部や噴門部をカテーテルが通らないため逆流が少なくなる，などの利点がある。また，必要に応じて水分や流動食などの経口摂取が可能となり，物を飲んだり食べたりする欲求に応えることもできる。

　しばしば腹水を伴う癌性腹膜炎などでは，腹水流出防止策として，胃壁固定（通常4点固定）を行わないと瘻孔周囲からの腹水流出がみられ，その管理に苦労させられることが多い。対象として術後症例が多くなるが，臓器の位置変位に注意を払う必要から，X線透視下で造設を行うのが安全である。［文献5, 6］　＜嶋尾 仁＞

➡胃壁固定具（40頁）

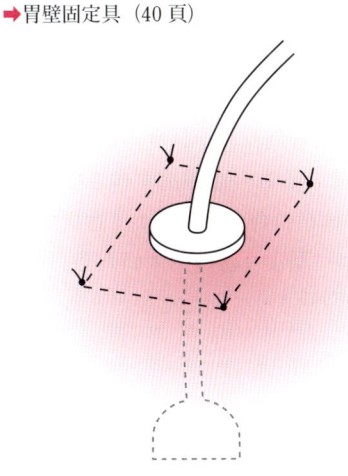

図1　有腹水症例の減圧胃瘻
瘻孔周囲から腹水が漏出しないよう，造設時には周囲3～4カ所の胃壁固定を行って，胃壁と腹壁の癒着をしっかりと作ることが大切である。

1. PEG 概論

小児のPEG
PEG for children

　小児におけるPEGの適応は，成人同様に経口摂取が困難な症例，長期の経管栄養を必要とする症例であるが，小児に特徴的な疾患として，脳性麻痺，精神発育遅延などの重度の中枢神経障害，先天性の神経・筋疾患，慢性偽性腸閉塞症，難治性下痢などの消化管疾患などがあげられる。呑気症などで胃の減圧を常に必要とする疾患も適応となることがある。

　重度の中枢神経障害を伴う患児は，胃食道逆流症（gastroesophageal reflux disease: GERD）を伴う場合が多い[7]。痙攣や筋緊張および高度の側弯による食道裂孔ヘルニアや，不随意のLES（下部食道括約筋）弛緩が原因と言われている[8]。このような症例，特に高度の側弯を伴うような中枢神経障害児においては，PEG施行前にPHモニタリングや上部消化管造影を行い，食道裂孔ヘルニア，GERDの有無，胃の形態や肋骨弓との位置関係を十分に確認しておく。必要があれば，PEGおよび噴門形成術を同時に施行することを考慮する。

　実施にあたっては，不意の体動の危険がある乳幼児・年少児や重度の中枢神経障害・呼吸障害がある症例では，全身麻酔下および気道を確保した上で行う方が安全な場合も多い。全身麻酔下に行った場合でもPEGが簡便で低侵襲の手技であることに変わりはない。

　乳幼児のPEGでは，胃壁固定具を用いたイントロデューサー法が推奨される。小児は腹壁が柔らかく繊細であるため，腹壁から穿刺する際，胃前壁がテント状に伸展し，後壁を穿刺する危険がある。胃壁固定は胃の逸脱防止だけでなく，胃前壁と腹壁を固定した糸で支持することにより，小児の柔らかい腹壁を安全かつ確実に穿刺しうるので有用である。

　また小児においては，外来やベッドサイドで消化管内視鏡を行うのは容易ではなく，留置カテーテルは内視鏡を使わずに交換できるものを選択すべきである。バルーン型の胃瘻カテーテルが，サイズや長さを体格に合わせて細かく選択でき，交換も容易である。ただし，バルーン型はバンパー型より抜けやすいため，事故抜去時の対応方法について，母親，介護者に十分習熟させておく必要がある。

［文献 7-9］

<曹　英樹>

腸瘻
intestinal fistula / enterostoma

　腸管にできた瘻孔である。体表面に交通したものを外腸瘻（external intestinal fistula），他の臓器と直接交通のできたものを内腸瘻（internal intestinal fistula）という。外腸瘻は，クローン病や虫垂炎が原因でできる病的外腸瘻と治療目的に造設する外科的外腸瘻に分けられる。病的外腸瘻は腸管内容が漏出するが，下部腸間の外腸瘻で，糞便の性質を有するものを糞瘻という。痔瘻も病的外腸瘻の一つである。外科的外腸瘻には経管栄養や減圧を目的とした小腸瘻（jejunostoma）と人工肛門（回腸人工肛門：ileostoma，結腸人工肛門：colostoma）がある。経皮内視鏡的空腸瘻造設術（PEJ）は外科的外腸瘻造設術の一つである（図1）。病的な内腸瘻では，胆嚢十二指腸瘻や直腸腟瘻などは痛みや発熱など症状を有するが，クローン病などで見られる小腸どうしの内腸瘻では必ずしも症状が出現しない。胃瘻造設時の横行結腸誤穿刺は，直後に症状が出現せず，カテーテル交換時に胃横行結腸瘻として発見された報告を散見する。

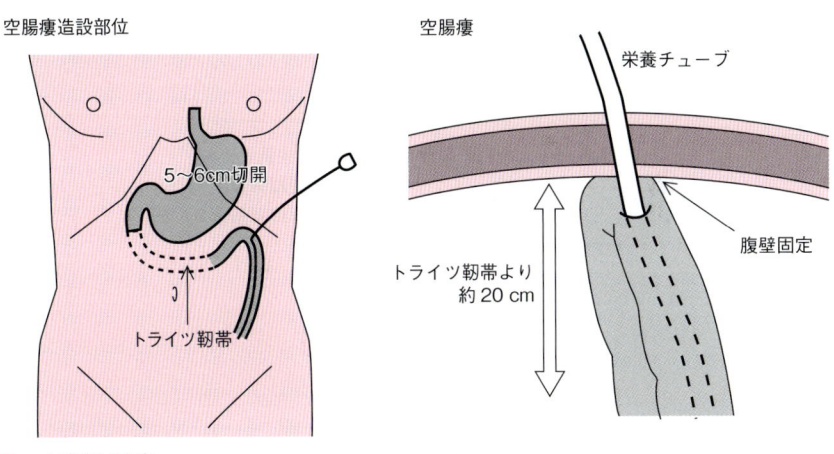

<永井 祐吾>

図1　外科的腸瘻

適応
indication

　医学における適応とは，ある診療行為が必要となる特定の症状，病態，あるいは疾患をいう．本来は治療行為の必要性を示す症状や特定の疾患を意味したが，次第に診断から治療までのあらゆる診療介入に対して，この用語が用いられるようになった．

　実際の診療では，病態や疾患だけで適応を画一的に決めることはできない．対象患者の状態，年齢，予後予測，社会的背景などに大きく左右され，また患者側の意思が最も重要である．

　絶対的適応とは，診療介入をしないと患者の生命に危険が及ぶ場合などを意味し，例として潰瘍からの大出血に対する内視鏡治療や腹膜炎を伴う急性虫垂炎に対する手術などがあげられる．PEGの適応は他の多くの診療行為と同様に，あくまでも相対的適応であり，患者側に対する入念なインフォームド・コンセントにより柔軟に決定されるべきである．その詳細については他書に譲る[4]．PEGの一般的な適応を表1に示す．［文献4］

　　　　　　　　　　　　　　　　　　　　　　　　＜上野 文昭＞

➡インフォームド・コンセント（30頁）

表1　PEGの適応

- 1カ月以上の経腸栄養管理が必要な症例
  - 腸が機能しているのであれば経腸栄養を
  - 経腸栄養のアクセスとしては胃瘻が最適
- 一般的な適応
  - 経腸栄養のアクセス確保
  - 誤嚥性肺炎の予防と治療
  - 消化管閉塞に対する減圧ドレナージ
  - その他の特殊適応

瘻孔
fistula

　組織の管状の欠損をいう。瘻孔が対表面に開口する場合を外瘻，体内の管腔臓器につながる場合を内瘻と呼ぶ。胃瘻（gastrostoma）は，人為的に作った胃・皮膚瘻で，通常は内腔が肉芽組織で覆われ，管状瘻（tubular fistula，図1a）となる。管状瘻は，PEGカテーテルを抜去すれば容易に閉じる。一方，内腔が粘膜で覆われる場合があり，しばしば瘻孔周囲炎の原因となったり，PEGカテーテル抜去後の瘻孔閉鎖不全の原因となったりする。これを唇状瘻（labial fistula，図1b）いう。瘻孔周囲に脱出した粘膜を硝酸銀希釈液や電気メスで焼灼する。　　　＜永井 祐吾＞

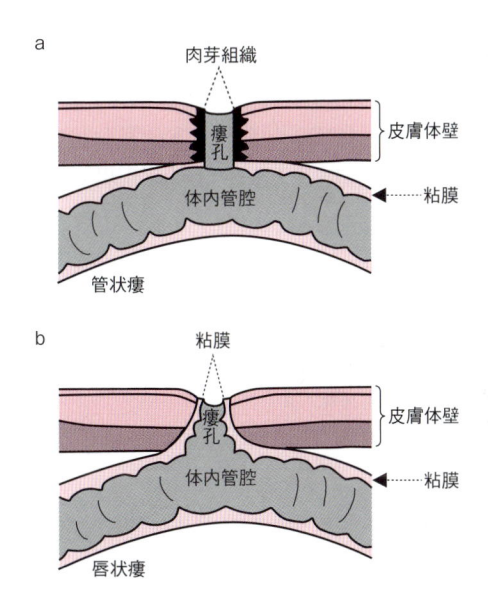

図1　管状瘻と唇状瘻
（西村正也：新外科学，南山堂，1979 より改変）

PEG造設，PEGカテーテル，PEG栄養，PEG交換
PEG placement, PEG catheter, PEG feeding, PEG replacement

　PEG（ペグ）とはpercutaneous endoscopic gastrostomy（経皮内視鏡的胃瘻造設術）の略称である．すなわち，内視鏡を用いて胃瘻を造る「造設手技自体」を意味している．しかしながら，臨床の現場で「PEG交換」あるいは「PEG清拭」「PEG栄養」などの，本来正しいとは言えないが，簡便な使い方が氾濫している．そのような状況の中で，PEG・在宅医療研究会（HEQ）学術・用語委員会では第4回検討委員会において，医療現場での利便性を考慮して，「用語的には正しくないが」という前置きで，そのような語句の使用も臨床現場では許容されるというコンセンサスを得るに至った[10]．以下に，そのコンセンサスの内容を記す（表1）．

　PEGは「〜造設術」という手技そのものを意味する用語であるが，便宜上造設された「胃瘻」の意味にも用いてかまわない．したがって「PEG造設」という用語は正しくはないが，臨床現場では許容される．同様に，用語的には正しくないものの，例えば「PEG交換」「PEG栄養」「PEG漏れ」など，PEGに関連した医療行為に「PEG〜」という語句を添えることも臨床現場では容認される．［文献10］

<倉　敏郎>

表1　「PEG〜」という呼称に関するPEG・在宅医療研究会（HEQ）学術・用語委員会におけるコンセンサス

評価対象となる指標項目
PEGという略語は本来造設手技を意味する．
PEGの日本語正式名は経皮内視鏡的胃瘻造設術とする．
PEGという略語の本来の意味は造設手技であるが，便宜上PEGによって造設された胃瘻の意味に用いても構わない．
用語的には正しくはないものの，PEGに関連した医療行為にPEGという語句を添えることも臨床現場では許容される．
用語的には正しくないものの，PEGルートの造設をPEG造設と呼ぶことも臨床現場では許容される．
用語的には正しくはないものの，PEGルートからの経腸栄養をPEG栄養と呼ぶことも臨床現場では許容される．
造設だけでなく交換するカテーテル（チューブ）まで含めることもある（例：PEG交換）．
用語的には正しくはないものの，PEGカテーテルの交換をPEG交換と呼ぶことも臨床現場では許容される．

胃軸捻転症
volvulus of the stomach / gastric volvulus

食道裂孔ヘルニア
esophageal hiatal hernia / hiatus hernia

胃軸捻転症：

　胃軸捻転症とは，胃が短軸（間膜軸）または長軸（臓器軸）を中心として捻転し通過障害を来たした病態である．胃・十二指腸潰瘍などに続発して起こる場合があり，嘔吐や腹部膨満感などの症状がみられる．反復する胃軸捻転症に対しては胃前壁固定等の手術が考慮されるが，PEG での前壁固定が有効であったという報告が散見される．

食道裂孔ヘルニア：

　食道裂孔ヘルニアとは，横隔膜ヘルニアの一種で，食道裂孔をヘルニア門として，胃（の一部）が胸腔内に脱出した状態をいう．滑脱型（sliding type）が多い．後天性のものは高齢者および女性に多い．寝たきり老人にも多いといわれる．無症状のものも多いが，噴門による逆流防止機構が不十分なため胃食道逆流が起こりやすく，逆流性食道炎や，誤嚥性肺炎などの原因となりやすい．送気による胃の拡張が不十分となりやすく，また，胃の位置異常のため，胃瘻造設は困難となる場合があり，その際は PTEG など工夫が必要である．また，胃食道逆流が起こりやすいため栄養剤の注入にも注意が必要である．　　　　　　　　　＜妙中 直之＞

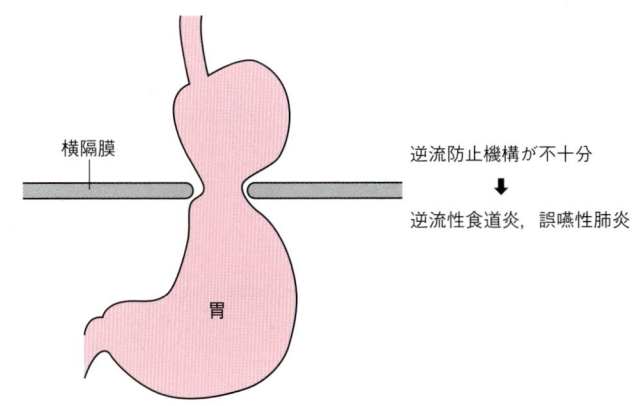

図1 滑脱型食道裂孔ヘルニア（esophageal hiatal hernia sliding type）

胃切除（術）
gastrectomy

　胃切除とは，悪性腫瘍などのために胃を部分的にあるいは全て切除することである．胃切除術には，胃全摘術のほかに幽門側胃切除術と噴門側切除術がある．ここでは幽門側切除術について述べる．再建方法にはBillroth I法，II法，Roux-en Y法がある（図1）．胃瘻造設時に，残胃症例では胃と周囲組織や臓器との癒着があるため，術前CT画像を参考に，残胃の位置，介在臓器の有無などを慎重に確認する必要がある．穿刺に際しては，穿刺範囲が狭く，垂直に穿刺できないことも多いため，横行結腸や肝臓への誤穿刺に注意しながら頭側に穿刺することが推奨される．脱落予防目的に可能であれば胃壁固定も行うべきであろう．

　Billroth II法，Roux-en Y法では胃瘻造設困難例が多く，無理をせずに経皮経食道胃管挿入術や腸瘻造設等を考慮する．また，経腸栄養剤の注入に際しては，ダンピング症状や胃排出能低下による胃食道逆流が起こりやすいため注意を要する．[文献11, 12]

　　　　　　　　　　　　　　　　　　　　　　　　＜村橋 邦康＞

①残胃再建法の確認
　Billroth II法やRoux-en Y法では施行困難例が多い
　残胃が小さい
　残胃が横隔膜側に挙上していることが多い

②術前腹部CT撮影
　残胃の位置確認
　介在臓器の有無を確認
　肝臓，横行結腸，小腸の誤穿刺の予防

③胃瘻造設時の工夫
　可及的胃壁固定
　残胃の横隔膜側への脱落の予防
　誤穿刺早期発見目的に穿刺時は陰圧をかける

④一度に多くの注入は避ける
　ダンピング症状や胃食道逆流の予防

⑤無理はしない
　経皮経食道胃管挿入術や腸瘻等の考慮

図1　胃切除後の患者に対するPEGのポイント

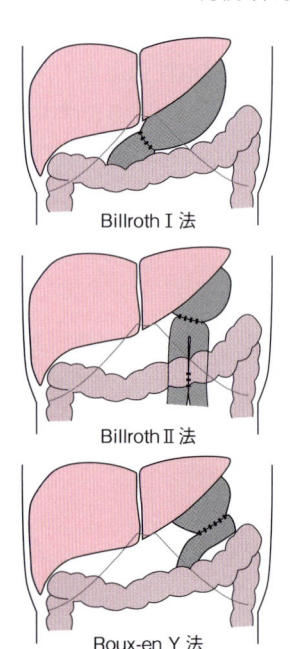

嚥下障害（摂食・嚥下障害）
dysphagia / swallowing disorder

　嚥下（飲み込み：swallowing, deglutition）は，外部から水分や食物を口に取り込み，咽頭と食道を経て胃へ送り込む運動である．このいずれかに異常が起こることを嚥下障害（dysphagia, swallowing disorders）という．嚥下障害になると食物を摂取できなくなったり（脱水症：dehydration，栄養不良：malnutrition），食物が気道へ入ったり（誤嚥：aspiration）することで身体に重大な影響を引き起こす．もう一つ忘れてはならないことに，食べる楽しみの消失がある．"口から食べられなくなること"は人生のQOL（生活の質）を大きく低下させる．

　嚥下は口腔期，咽頭期，食道期の3期に分けて議論されてきた．嚥下障害dysphagiaも狭義にこの古典的な3期の障害と定義されてきたが，最近は認知や咀嚼など先行期，嚥下の準備期を含めて広く摂食・嚥下障害として扱われるようになった[13]．

　嚥下障害の原因は器質的なものと機能的なものに大きく分けられ，非常に多岐にわたる．医療行為や薬剤が原因となることもある．さらに乳児と小児，成人，高齢者で病態は大きく異なる．症状も単に時々むせるというものから，実際に飲み込めなかったり，誤嚥性肺炎を繰り返したりするなど多様であり，その重症度も様々である．このように嚥下障害は種々の疾患や身体状況により生ずる症候群である．

　嚥下は外から見えないので，誤嚥や咽頭残留などがあるか否かの確認には嚥下造影や嚥下内視鏡などの検査を必要とする．2010年の診療報酬改定で，これらの保険請求が可能となった．また，適切な治療で嚥下障害はかなり改善する[14]．適切な評価で病態を正確に把握して対処する必要がある．［文献13, 14］＜藤島 一郎＞

炎症性腸疾患
inflammatory bowel disease

　炎症性腸疾患には，潰瘍性大腸炎，クローン病，腸管ベーチェット病，腸結核，細菌性腸炎などがあるが，一般的には潰瘍性大腸炎とクローン病をいう。消化管に潰瘍ができ，下痢，下血，腹痛，発熱などの症状を伴う原因不明の慢性疾患で，再燃と寛解を繰り返す。特定疾患治療研究事業の対象疾患である。

　潰瘍性大腸炎は直腸から連続的に深部大腸を罹患し，粘膜など比較的浅い部分に潰瘍，びらん，発赤などを来たす。眼病変，皮膚病変，末梢関節炎などの腸管外合併症があり，長期観察例では大腸癌合併がある。

　クローン病は回腸末端を中心に小腸から大腸にかけて縦走潰瘍・敷石状粘膜が不連続に存在し，腸管壁全層に炎症が見られる。その病変は口から肛門までの全消化管のどの部位にも見られる。肛門病変が高頻度に合併し，腸管 - 腸管瘻，腸管 - 他臓器（膀胱，腟，子宮，後腹膜）瘻，腸管 - 皮膚瘻，腸管狭窄を来たすこともある。

　成因は不明であるが，遺伝的素因，食事，環境因子，喫煙との関連が報告されている。特に砂糖摂取量，脂肪酸〔ω-6 系脂肪酸（リノール酸）〕摂取量と関連があるとされるが，危険因子と判定できる食事内容は判明していない。喫煙は，潰瘍性大腸炎では悪化因子ではないが，クローン病では悪化因子である。

　活動性評価の総合的指標には，潰瘍性大腸炎の重症度判定基準，クローン病のIOIBD（International Organization for the Study of Inflammatory Bowel Disease assessment score），CDAI（Crohn's Disease Activity Index）がある。

　潰瘍性大腸炎の治療は，アミノサリチル酸製剤の投与を軸に，病態に応じて，ステロイド，シクロスポリン，タクロリムスなどの免疫抑制薬の併用，白血球除去療法，サイトメガロウイルスが陽性であれば抗ウイルス療法，緩解に至らない場合は大腸全摘術を考慮する。

　クローン病の治療は，成分栄養，中心静脈栄養，プロバイオティクス，アザチオプリン，6-MPなどの免疫調整薬，抗TNF-α抗体，ステロイドを用い，コントロールする。

　治療薬の選択，治療判定に関しては，難治性炎症性腸管障害研究班の治療指針がある。クローン病では長期にわたり成分栄養剤による経腸栄養が必要なことがあり，その投与経路として胃瘻を用いることがある。

<小山　茂樹>

球麻痺
bulbar palsy

　舌や咽頭喉頭筋群は，延髄に核を持つ脳神経の舌咽神経，迷走神経，舌下神経の支配を受けて構音や嚥下などの複雑な働きを担っている．種々の要因によりそれらが障害され，構音障害，嚥下障害を来たしたものを球麻痺と呼ぶ．球麻痺の原因は，大脳などの核上性障害（脳血管障害，脳腫瘍，多発性硬化症），脳幹疾患（脳幹梗塞，多発性硬化症），運動ニューロン疾患（筋萎縮性側索硬化症），末梢神経障害（ギランバレー症候群，ジフテリア），神経筋接合部疾患（重症筋無力症），筋疾患（筋ジストロフィー，多発性筋炎）や変性疾患（パーキンソン病，脊髄小脳変性症）など，多岐にわたる（図1）．また，下部脳神経核より中枢性の疾患によるものは，仮性球麻痺として区別される．球麻痺症状の強いものでは経口摂取した食物が気管に誤嚥され，肺炎の原因にもなるため，経鼻胃管からの経管栄養や胃瘻（PEG）などの代替方法が必要になる．　　　　　＜安田 高志，北川 泰久＞

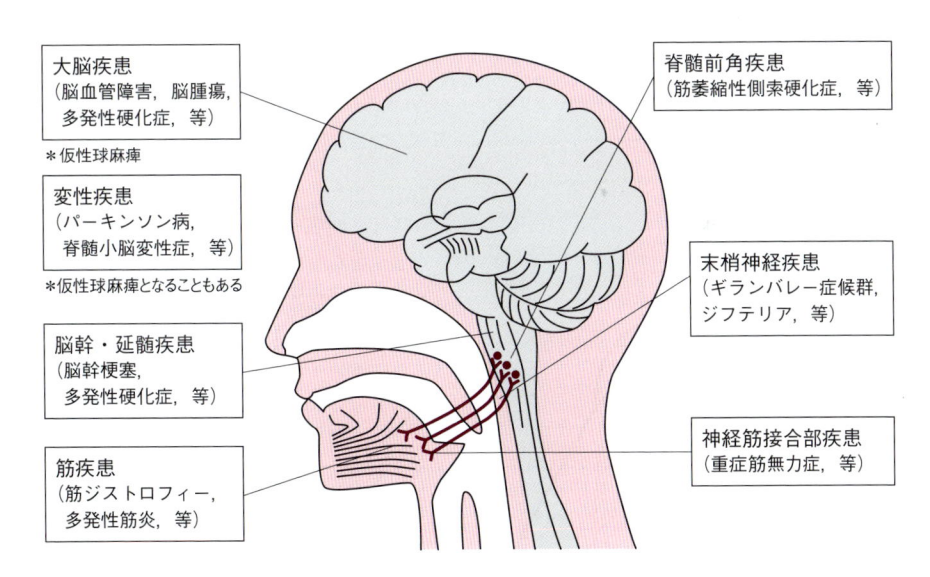

図1　球麻痺の原因疾患

大脳疾患
（脳血管障害，脳腫瘍，多発性硬化症，等）
＊仮性球麻痺

変性疾患
（パーキンソン病，脊髄小脳変性症，等）
＊仮性球麻痺となることもある

脳幹・延髄疾患
（脳幹梗塞，多発性硬化症，等）

筋疾患
（筋ジストロフィー，多発性筋炎，等）

脊髄前角疾患
（筋萎縮性側索硬化症，等）

末梢神経疾患
（ギランバレー症候群，ジフテリア，等）

神経筋接合部疾患
（重症筋無力症，等）

1. PEG 概論

誤嚥
pulmonary aspiration

　誤嚥とは，食物や唾液が気管から肺の方へ侵入する現象を指す．通常は気管内に異物が入ると，防御反応が働き，異物を外へ出そうとして反射が起きるが，PEG患者の多くは嚥下反射（物を飲み込む反応）や咽頭反射（喉の刺激により吐こうとする反応），咳反射などが鈍く，誤嚥しやすい．

　嚥下機能の低下は，脳の中でも大脳基底核に障害が起こると著しい．大脳基底核で作られるドーパミンの合成能が低下すると，サブスタンスP（舌咽神経・迷走神経から放出され嚥下反射あるいは咳反射を起こす物質）も低下する．その結果，反射が鈍って，熟睡中などに口腔内の雑菌混じりの唾液や逆流してきた胃液を知らず知らずのうちに誤嚥する．これを不顕性誤嚥といい，毎日のように繰り返すとやがて肺炎を発症することになる（図1）．

　胃瘻患者では，胃食道逆流による栄養剤などの誤嚥と，口腔からの唾液などの誤嚥に大別されるが，前者は栄養剤の投与後に口から栄養剤のにおいがする・痰が増えるなどから，後者は咳反射が低下しやすい夜間の喀痰量が増加することから疑う．

<村松 博士>

➡誤嚥性肺炎（25頁）

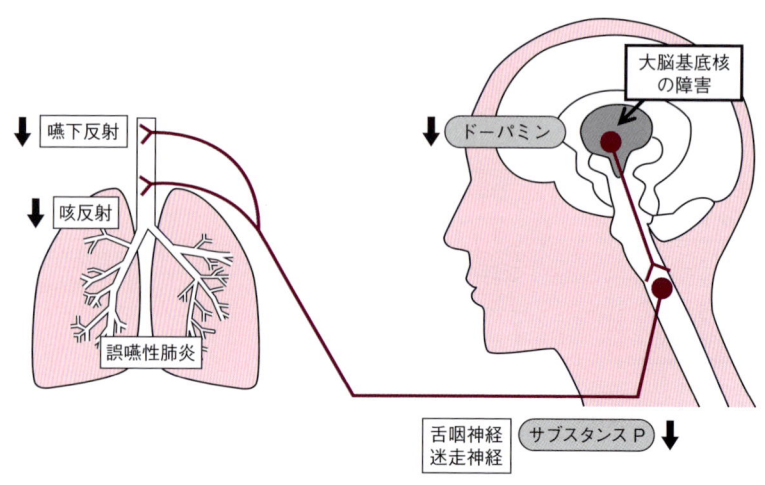

図1　不顕性誤嚥の発生機序

(Yamaya M et al: J Am Geriatr Soc 49: 85-90, 2001 を一部改変)

誤嚥性肺炎
aspiration pneumonia

　誤嚥性肺炎は，嘔吐したときに吐瀉物を気管に吸い込んだり，知らない間に不顕性誤嚥を起こしたりして発症するが，診断基準は「嚥下性肺疾患の診断と治療に関する研究班」が作成したものが有用である（表1）。胃瘻患者の10～20％に起こり，PEG施行後の早期死因の35～56％を占めるとされる。

　口腔ケアが適切に行われると，口腔内の汚れは取り除かれ，唾液の分泌は促進し，口腔内分泌物は清浄化されるため，不顕性誤嚥により気管内に流れ込んでも直ちに肺炎を発症する可能性は低くなる。医薬品では，パーキンソン病治療薬のアマンタジンはドーパミン神経の機能を活性化させることで，降圧薬であるACE阻害薬はサブスタンスPの代謝を抑制することで，さらには，唐辛子に含まれるカプサイシンはサブスタンスPを神経末端から分泌させることで，咳反射を改善させ，肺炎を抑制できる。また，胃瘻患者で胃食道逆流による誤嚥性肺炎が疑われるときには，半固形化栄養やPEGJに変更することも有効とされている。　　　　　＜村松 博士＞

表1　誤嚥性肺疾患（誤嚥性肺炎）の臨床診断基準

Ⅰ．確実例
A．明らかな誤嚥が直接確認され，それに引き続き肺炎を発症した症例 B．肺炎例で気道より誤嚥内容が吸引等で確認された症例
肺炎の診断は，次の①，②を満たす症例とする。 ①胸部レ線または胸部CT上で肺胞性陰影（浸潤影）を認める ②37.5℃以上の発熱，CRPの異常高値，末梢白血球数9000/μL以上の増加，喀痰など気道症状のいずれか2つ以上存在する場合
Ⅱ．ほぼ確実例
A．臨床的に飲食に伴ってむせなどの嚥下障害を反復して認め，上記①および②の肺炎の診断基準を満たす症例 B．ⅠのAまたはBに該当する症例で肺炎の診断基準のいずれか一方のみを満たす症例
Ⅲ．疑い例
A．臨床的に誤嚥や嚥下機能障害の可能性をもつ以下の基礎病態ないし疾患を有し，肺炎の診断基準①または②を満たす症例
a．陳旧性ないし急性の脳血管障害 b．嚥下障害を来たしうる変性性神経疾患または神経筋疾患 c．意識障害や高度の認知症 d．嘔吐や逆流性食道炎を来たしうる消化器疾患（胃切除後も含む） e．口腔咽頭，縦隔腫瘍およびその術後。気管食道瘻 f．気管切開 g．経鼻管による経管栄養 h．その他の嚥下障害を来たす基礎疾患

V-Pシャント（脳室-腹腔シャント）
ventriculo-peritoneal shunt

　水頭症（脳脊髄液が過剰に溜まり脳を圧迫する病状）を改善するために，弁付きカテーテルを埋め込んで脳脊髄液を腹腔内に逃がす治療．脳脊髄液は1日におよそ500 mL生成され，脳室，脳表面，脊髄を循環し血管に吸収されるが，先天奇形や脳腫瘍，くも膜下出血後などによりその流れが詰まった状態になると脳に障害を来たすため行われる．また，正常圧水頭症といって，認知症様の高次機能低下を来たす場合もこの治療の適応となる．カテーテルは頭部（頭蓋骨に穴をあけ脳室内に先端を留置）から皮下を伝って頸部，前胸部，上腹部から腹腔内に埋め込まれ，途中に脳室圧を調節するバルブが設置される．水頭症患者にとって脳圧亢進による脳障害から守っているこのシャントはある意味命綱である．

　V-Pシャントを有する患者にPEGを計画する場合，このシャントカテーテルが感染しないように行う必要がある．シャント手術は手術操作の関係上上腹部（つまり"胃"の前面）に挿入されていることが多いことに注意する．シャントカテーテルの走行を確認し，できるだけ離れた位置にイントロデューサー法で造設することが推奨される．両手術が必要な場合にはそれぞれの施術間隔をあける（少なくとも10日以上）ことなどが重要であるとされる．なお，L-P（腰椎 - 腹腔）シャントも同様である．［文献15］

<高塚 健太郎>

1. PEG 概論

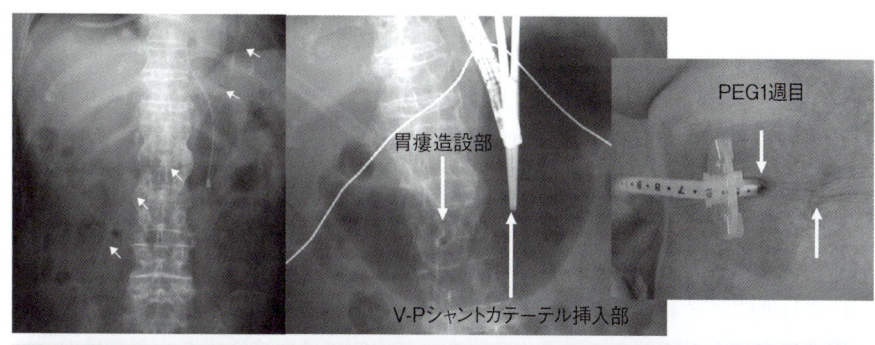

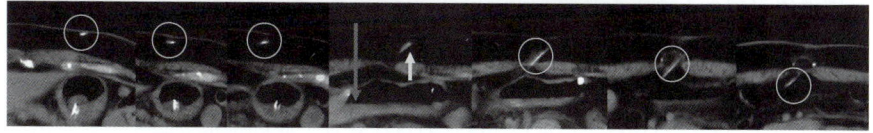

図1　V-PシャントとPEG
上向き矢印（⇧）はシャントカテーテル（挿入部），下向き矢印（⇩）は胃瘻造設部，丸印（CT）は腹壁内のシャントカテーテルを示す。
左上の写真はX線写真でシャントカテーテルの走行を示す。胃の前面にあることに注目。そこで胃瘻は十分離れた位置に造設することで互いの感染を予防する。
下のCT画像はシャントカテーテルが皮下を通り，正中から腹腔内に挿入されていることを示した。

腹膜透析
peritoneal dialysis: PD

　腹膜透析とは，慢性腎不全患者における人工透析による血液浄化法の一つである。血液透析（hemodialysis: HD）は血管にカニューレを挿入し，体外で血液を直接人工透析膜に通して浄化する。通常医療施設内で行われる血液透析に対して，自身の腹膜を透析膜として行う腹膜透析は在宅で行えるため通院拘束が少ない。実際には腹腔に専用カニューレを留置して，そこから透析液を1日数回注入・排液して24時間ゆっくりと透析が行われる〔持続的携行式腹膜透析（continuous ambulatory peritoneal dialysis: CAPD）〕。腹腔内に体外と交通した異物（カニューレ）を長期間留置するため，腹膜炎が合併症として知られる。

　胃瘻患者で人工透析を必要とする場合，基本的には血液透析を行う。最近，透析シャントのトラブルなどで腹膜透析導入に至った症例が報告されるようになった。一般に腹膜透析は患者自身で煩雑な透析液管理等を行い，さらに胃瘻という状況は少ないと思われる。しかし，日常の胃瘻管理で腹膜透析カニューレを汚染しないように注意深くケアすることで両立できる可能性はある。胃瘻造設には腹腔内汚染を防ぎ（腹壁固定するイントロデューサー法が推奨される），十分瘻孔が完成したうえで腹膜透析を行うことが必要であろう。またこれらの，胃瘻カテーテル交換の際は，瘻孔損傷を伴うような方法は慎むべきである。　＜髙塚 健太郎＞

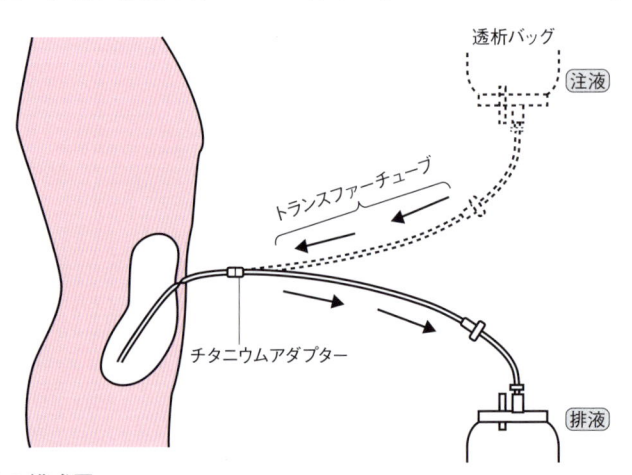

図1　CAPDの模式図
（山本裕康：JNNスペシャル no.62 透析ナーシング，栗山 哲編，医学書院，1999, p.99 より引用改変）

アウトカム
outcome

　アウトカム（outcome）とは，成果，結果，予後，転帰など，事柄や行動もしくは事故や介入によって引き起こされる状態・状況・事柄を指す．医療においてアウトカムといった場合には，治療によってもたらされる効果を指し，生命予後とQOLの変化についていうことが多い．

　臨床研究の場では，プライマリーアウトカム（primary outcome），セカンダリーアウトカム（secondary outcome）という用語が使われる．プライマリーアウトカムとは，その研究が第一に明らかにしたいことをいい，例えばあるPEGの手技が急性期合併症の頻度を低下させるかどうかを知りたければ，プライマリーアウトカムは術後合併症の発生の有無となる．またその手技によって，手術時間の短縮が図れそうでそのことも合わせて調べたいのであれば，手術時間がセカンダリーアウトカムになる．臨床研究でのアウトカムは，①事象の名称（例：合併症，手術時間），②計測の方法（例：診療録レビュー，手術記録レビュー），③計測する時点がいつか，の3点について記載する必要がある．臨床研究はプライマリーアウトカムを明らかにすることに主眼を置いて計画されるため，セカンダリーアウトカムとして得られた結果の信頼性は一般的には劣るとされる．

　PEGのアウトカムと一般的に使う場合には，胃瘻造設による生命予後の改善，患者のQOLの向上，家族のQOLの向上，医療費の増減，介護負担の増減など多角的にとらえて使われることが多い．

<小野沢 滋>

➡ QOL（37頁）

インフォームド・コンセント
informed consent

インフォームド・コンセント（informed consent）は一般に「説明と同意」「納得診療」と訳されることもあるが，一般的にはカタカナ表記のまま使われる．また，医療現場での略称として，IC（アイシー）と略されることもある（本稿でも以下IC）．概念としてICには，次の事柄が含まれている．①患者が理解できる形で「十分な説明」，つまり，受ける医療の利益と危険性，代替手段，その治療を受けることで生じる生活上の変化，社会的制約，予後などを含めた説明（表1）がなされること，②患者もしくは患者に判断能力がない場合には，患者の意思を代弁できる代諾者が説明を正しく理解し，自らが理解した事柄について同意すること，の2つである．ここでの同意はあくまで患者・代諾者の理解に基づいてのみ行われ，医師が説明した事柄に基づくのではないことに留意する必要がある．したがって，説明の内容と，理解の内容が一致していることをきちんと確認する意味でも，文書に残すことが望ましい． 〈小野沢 滋〉

表1 PEGのインフォームド・コンセントで説明する内容の例

造設に伴う利益	QOLの向上，予後の改善（対経口摂取），経管栄養事故の減少・受け入れ施設の増加（対経鼻胃管），経口摂取併用可能（場合による）
造設に伴うリスク	造設方法について，手技に伴うリスク（文献的なものと自施設での実績），周術期の合併症と頻度，長期管理に伴うリスク（交換時の事故など）
他の代替手段の提示	経口摂取，静脈栄養，経鼻胃管，PTEGなどの説明および利点と欠点
造設による生活の変化	経口摂取の併用可能性，経管栄養時の介護者の拘束時間，社会資源利用時の制限
長期管理について	交換の頻度と方法，長期管理の合併症
費用について	造設に伴う費用，交換に伴う費用，栄養剤についての費用，管理についての費用

クリニカルパス
clinical path

　クリニカルパス（またはクリティカルパス：critical path）は，ある疾患の診療を行うにあたり，その施設でその疾患の診療においてほとんどの患者がたどるであろう臨床経過と診療行為の内容について，医師・看護師を中心に関係者間で合意をして診療の計画を立て，その計画に従って診療を行い，そして評価するシステムと定義されている．日々のアウトカム（達成目標）を決め，情報を関係各職種で共有して診療にあたるので，チーム医療が必要な医療の現場では必須のツールとなっている．医療者用だけでなく患者用も作られるので，患者や家族にとっても経過を理解する助けとなる．胃瘻造設はさまざまな疾患の患者で行われることが多いため，主治医，造設医，病棟看護師，内視鏡室看護師，栄養士など多職種が用いるツールとして多くの病院で作られている．大切なことは，アウトカムを達成できない場合（バリアンス）にその原因を収集してパスをさらに良いものに改訂していくことで医療の質の継続的な向上につなげることである．最近では病院の中で使うパスだけでなく，管理する在宅や介護施設でも継続して使える地域連携パスが作られ始めている．

　　　　　　　　　　　　　　　　　　　　　　　　　　　　　　　　＜岡田　晋吾＞

表1 パスの例（オーバービュー形式）

項　目	造設前日	造設当日	造設翌日
説　明	今後の予定 当日の処置予定 造設のIC	当日の予定 家族への依頼 不安の解消	胃瘻の状態確認 当日の予定
処　置	採血（一般検査） 採血（感染症） 心電図など	胃瘻造設 疼痛管理	胃瘻周囲の洗浄 カテーテルの位置確認
検査結果 その他	造設申し込み確認	検査結果確認 バイタルの確認	
アウトカム	PEGについて理解している	トラブルなく造設できる	合併症がない

IC：インフォームド・コンセント

1. PEG 概論

セーフティマネジメント
safty management

　医療において医療事故や過誤に対するリスクマネジメントが大きな問題になり，各病院ではリスクマネジメント委員会を設置して取り組むようになっている．リスクマネジメントは危険を管理するという直訳や訴訟に対して対応するといったネガティブな響きがあることから，危機管理ではなく安全管理という意味でセーフティマネジメントという言葉が使用され始めている．広義ではリスクマネジメントと同意語として，狭義では事故の発生を予防するための対策という意味で使用されている．セーフティマネジメントでは，そのプロセスはリスクの評価，リスクの分析，リスクの対応，となる．安全に PEG が行えるように，リスク評価，分析，対応をしっかり行うことが大切となる．　　　　　　　　　　　＜岡田 晋吾＞

➡ リスクマネジメント（34 頁）

表 1　胃瘻管理のセーフティマネジメント

	リスクの評価	対　応
PEG 適応・IC	栄養状態 本人・家族の理解度	他の栄養投与法の検討 十分な説明，承諾書
PEG 手技	胃の位置，他臓器との関係 腹水の有無 咽頭の MRSA の有無など	造設キットの選択 胃壁固定具の使用など
胃瘻管理	認知症の有無 自己抜去のリスク スキントラブル発生のリスク	胃瘻カテーテルの管理法の選択 口腔ケアなど
栄養管理	胃食道逆流 褥瘡 下痢	半固形化の検討 栄養剤の選択 療養環境の把握

IC：インフォームド・コンセント

尊厳死
death with dignity / dying with dignity

　尊厳死は「リビングウィルに基づいて行う消極的安楽死」と捉えられるが[16]，消極的安楽死と同一ではない。
　安楽死は，以下のように分類されることが多い。
1. 消極的安楽死：積極的延命治療を控えることにより死期が早まる場合。
2. 積極的安楽死
1) 積極的間接的安楽死：鎮痛薬の投与による苦痛緩和の付随的影響として死期が早まる場合。
2) 積極的直接的安楽死：殺害という手段により苦痛を除去する場合。

　日本での安楽死の条件としては，過去の判例における「本人の意思が明確」「死期が切迫している（不治で末期である）」「医学的にも対処する方法がほかにない」「激しい苦痛を伴う」「医師の手による」「人道的な方法による」の6条件が基本とされる[17]。
　安楽死は第三者の手で死期を早めるものであるが，尊厳死は自然死である[17]。また，尊厳死は本人に意識や判断能力がない場合や死期が切迫していない場合が含まれる点で，安楽死と異なる。すなわち，悪性腫瘍，遷延性意識障害，神経難病，認知症，腎不全など多様な病状が対象となる。
　意識や判断能力がある時期にリビングウィルを作成していれば，それに準じて対応していくが，発病よりも以前の発意であるのか，病状を正しく理解できた上での判断であるのか，評価が必要となる。
　さらに，尊厳死が立法化されれば，医療費抑止の観点や弱者に対する周囲からの強要で，生命の切り捨てに至らぬよう対応する注意が生じる。日本尊厳死協会が提示する「尊厳死の宣言書（リビングウィル）」は，個人の意思の尊重を前提とし，日本における背景を吟味し検討を加えている。しかしその内容で，「不治の状態」「いわゆる植物状態」の定義が明確でない点，緩和ケアの「生きることを肯定し死を正常なプロセスとみなす」基本的な考えと一致しない点の指摘[18]，書き換えが困難，などの問題がある。
　尊厳死という造語は，「尊厳」が「死」を形容しているわけではなく，最期の時までその「人」が尊厳を持って「生きる」ことを意味する。胃瘻造設が，その人の尊厳を妨げることになるのか否かを，ケースごとに多角的に検討する必要がある。［文献16-18］　＜赤羽 重樹＞

➡ リビングウィル（35頁）

リスクマネジメント
risk management

　リスクとは「危害の発生確率およびその危害の重大さの組み合わせ」で、リスクマネジメントは「リスクに関して、組織を指揮し管理する、調整された活動」と定義される。偶発的もしくは人為的な事故を発生させない予防対策と、万一事故が発生した場合の緊急時対応と再発防止体制が含まれ、リスクアセスメントに基づく体系的な活動である。リスクの特定、リスクの評価、リスクの対応で構成される。収集したインシデントやアクシデント情報から再発防止を図る体制でもある。

　リスクアセスメントでは、危害や事故の潜在的な源を「ハザード」、事故につながるか、事故をもたらす潜在性を持った出来事を「インシデント」と呼ぶ。リスクアセスメントを実施する際には「人はミスを犯すものである」を前提にし、アクシデントやインシデントについて、オープンに議論できる環境を形成することが重要である。特に医療においては、治療行為にもヒューマンエラーが必ず発生するため、発生した事故への対処にとどまらず、事故の発生の予防を包括的にとらえて回避することに重点が置かれる。病院においては、医療安全委員会が設置され、リスクマネージャーが配置されており、リスクマネジメントの中心的役割を担う。

<丸山 道生>

➡セーフティマネジメント（32頁）

表1　関連用語

医療事故	医療の現場において発生するすべての人身事故で、以下の場合を含む。 1) 死亡、生命の危険、病状の悪化等の身体的被害および苦痛、不安などの精神的苦痛が生じた場合。 2) 患者が廊下で転倒し、負傷した事例のように、医療行為と直接関係しない場合。 3) 患者についてだけでなく、注射針の誤刺のように、医療従事者に被害が生じた場合。
医療過誤	医療事故の一類型。医療従事者が、医療の遂行において、医療的準則に違反して患者に被害を発生させた行為。
ヒヤリ・ハット事例	患者に被害を及ぼすことはなかったが、日常診療の現場で、"ヒヤリ"としたり、"ハット"した経験を有する事例。 具体的には、ある医療行為が、1) 患者には実施されなかったが、仮に実施されたら、何らかの被害が予想される場合、2) 患者に実施されたが、結果的に被害がなかった場合、を含む。

リビングウィル
living will

　「will」は遺言書を意味する言葉で，「living will」とは，意思決定ができなくなった時に備えた指示であり，死後に効力を発揮するものである。これが生前にも適応されるとする解釈もあるが，言葉の定義をより明確にするために，1991 年，米国連邦法では，アドバンス・ディレクティブ（advance directive，いわゆる「事前指示書」）が，自己決定の延長線上にできた。したがって，living will や DNR（Do Not Resuscitate）等は，advance directive の一種であるとされる。一方，胃瘻をとりまく現在の日本の状況には，事前指示書をもって胃瘻を拒否すべきだという風潮もある。問題なのは，日本の医師数は OECD（経済協力開発機構）諸国でも最低レベルであり，医師が多忙であるために，事前指示書を経時的に「書き換えるかどうか」の意思確認がなされず，ゴールとされてしまうことである。一方で，医師を守るための法整備は進んでいるが，職員や家族の心理面を考慮する緩和ケアの必要性は忘れられがちである。職員の燃え尽き，家族の介護うつ病などは，緩和ケアの失敗によるものが多い。

　また，事前指示書の作成に至るきっかけが，「生きるのが申し訳ない」という思いだったということも，家族重視の日本ではよくあることである。1967 年以降に英国で確立した緩和ケア運動では，必要なのは「無駄な延命治療」ではなく，「無駄な延命治療では？という不安・苦痛」が解消されたうえで，生きることができるようにすることであるとして，治療概念そのものが再構築された。「延命治療をしますか？」への返答は「No」になりやすく，安易な問いかけは禁物である。QOL（quality of life）とは実に主観的なものであり，緩和ケアを提供することで向上しうるものである。

　世界の主流とされる考え方は，世界医師会が採択している「患者の権利宣言」（リスボン宣言）であり，特に 1995 年のバリ島改訂で採択された autonomy（自律）が重要である。真の「自律」とは「自己決定」ではなく，「人の尊厳や価値は，財産や職業や外見や病気に囚われないこと」である。「名作が書けなくなったから死を選ぶ」ことは，「口から食べることができなくなったから死を選ぶ」ことと同様に，いずれも職業や病気に囚われており，自律でなく他律と言えよう。　　＜今里 真＞

➡ 尊厳死（33 頁）

ADL
activities of daily living

　日本語では日常生活動作，または日常生活活動と訳される．人が日常生活を送るのに最低限必要な日常的動作のことで，例えば寝起きや移動，トイレ，着替えなどである．高齢者や障害者の身体能力や障害の程度を測る重要な指標となっている．リハビリテーションの障害分類の活動制限を代表する概念である．ADLは基本的ADLと応用的ADLに分類される（図1）．食事，整容，更衣，排泄，入浴のセルフケアと歩行の移動は基本的ADLに分類され，食事の準備や片付け，調理，掃除，洗濯，買い物，外出，趣味，仕事などは応用的ADLに分類される．ADLの評価法には，最大限できる能力を評価する「できるADL能力」の評価の代表としてバーセルインデックス（Barthel index）があり，一方，実際にしているADL「しているADL能力」の評価の代表に機能的自立度評価表（functional independence measure: FIM）がある．バーセルインデックスはADL 10項目を2～4段階の採点で評価する，短時間で簡便に行える方法である．FIMはADLのほか認知機能やコミュニケーションなども加えた18項目の7段階評価で，時間がかかるが，世界的に普及した方法である．ADLの評価は，障害重症度の評価，経時的変化の評価，予後予測，退院先の予測，リハビリテーションの選択，介護の必要性の評価などに欠かせないものである．　　　　　　　　　　　　　　＜丸山 道生＞

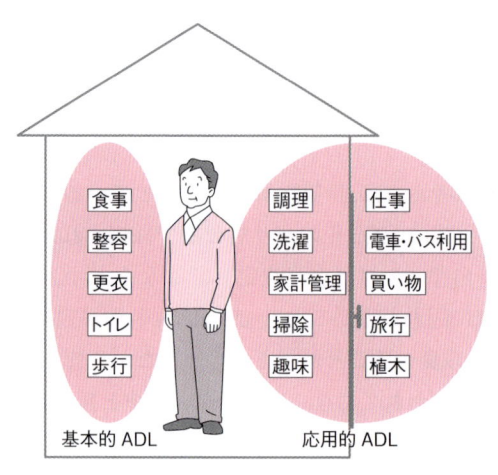

図1　ADLの分類

QOL
quality of life

　QOL（quality of life）とは生活の質を意味し，物理的な豊かさやサービスの量，個々の身辺自立だけでなく，精神面を含めた生活全体の豊かさと自己実現を含めた概念。緩和医療（palliative care）の中の重要な概念となっている。

　経皮内視鏡的胃瘻造設術（PEG）は近年本邦において，嚥下障害を伴う経鼻胃管が留置された患者のQOLを改善する手技として急速に普及してきた。ASPENのガイドラインにもあるように，消化管が使用できる患者への栄養法として経腸栄養が第一選択となるが，中長期的管理が必要な場合，経鼻胃管は著しくQOLを損ねることが多く，自己抜去を繰り返すために管理上抑制せざるをえないことも多い。胃瘻は経鼻胃管より長期管理の必要な患者において優れていることは多数報告があり[19]，患者および家族のQOLが保たれるのが最大の利点である。

　QOLの面では嚥下障害患者だけではなく，末期癌患者での減圧目的での胃瘻も重要となり，イレウス症状から経鼻胃管が必須であった患者のQOLを高められ，緩和医療としても非常に重要な手段となっている。緩和医療としては，消化管癌および胆道癌での閉塞解除および減黄のためのステント留置もPEGと同様に重要であり，完治不能な癌に対して残された時間を充実して過ごすことが可能となる。

　WHOの癌治療でのpalliative careの定義は「あらゆる段階での積極的な全人格的なQOLを重視した，患者と家族に対するケア」とされているが，広義では「治癒を目的とした治療に反応しなくなった患者および家族に対する積極的なケア」であり，目標は「患者と家族のQOLを高めること」であると拡大されている。

　鈴木は緩和内視鏡の概念を提唱しているが[20]，PEGはまさにQOLを高める緩和内視鏡治療の基本手技であり，PEG・在宅医療研究会（HEQ）の趣旨にも合致するところである。［文献 19, 20］

<平良　明彦>

TQM
total quality management

　TQM（total quality management）とは，総合的品質管理と訳されているが，生産企業での品質管理手法，概念が近年医療分野で応用されている．
　1990年代より医療機関における医療ミス，医療過誤訴訟は増加し，医療に対して高度な安全性が求められるようになってきている．また医療費の高騰，長引く不況の影響等により医療財政は逼迫化しつつあり，コストを念頭においた医療の質も要求されるようになっている．患者側も価値観が多様化し，医療をサービスとして考え，自分の価値観に合った満足感の得られる医療機関を選択するように変化しつつある．
　このように医療の質と安全が以前より求められる時代で，今までの医師中心，診療技術中心の「診療の質」から，病院業務を含めた患者を取り巻く「医療の質」が求められており，その「質」管理にTQMは用いられている．
　具体的には小グループによるQC（quality control）活動を用いることが多いが，職場環境改善，労働者の能力および自主性向上など企業の体質改善を目的として昭和37年に製造業から始まった．医療ではQC活動は部署（職場）が抱える問題を解決する活動であり，問題点を拾い上げ，改善に取り組む活動を通じて，部署のムリ，ムダ，ムラを省き，業務効率を改善するばかりではなく，部署のモチベーションを上げる効果もある．
　医療の質を客観的に把握し，質を向上させて病院での業務効率改善，治療成績の向上，サービスとしての顧客である患者の満足度を向上させることが最終的にTQMの目標である．目標達成のため，各QC活動からの情報収集・分析を行い，現場に有用な情報提供，改善提案を行うために専任者を置き委員会として活動する施設は多く，様々な委員会とコラボレーションして，組織横断的に統括的に活動を進めている．［文献21, 22］　　　　　　　　　　　　　　　　　＜平良 明彦＞

2. PEG 各論

胃壁固定具
gastropexy device

　胃壁固定具（gastropexy device）は胃壁と腹壁を経皮的に縫合固定する器具であり，PEGをはじめとして腹腔鏡下手術になどにも広く応用されている。造設時には瘻孔形成までの一定期間は胃壁と腹壁が密着する必要があるが，胃壁固定具は本穿刺前に胃壁と腹壁を縫合固定するために用いられ，イントロデューサー法やイントロデューサー変法においては必須の手技であると考えられている。また，本手技はプル・プッシュ法において必須ではないとされているが，胃壁と腹壁が面で固定されるため，瘻孔形成前の胃壁と腹壁の離解を予防でき，事故抜去が予想される場合や少量の腹水がある場合にも有用である。

　胃壁固定は通常2〜4カ所で行われ，瘻孔が形成される2〜3週間後に抜糸する。結紮が強い場合は疼痛や虚血による膿瘍形成の原因となりうるため，そのときは早めに1〜2針抜糸を行う。

　わが国では胃壁固定具単体として鮒田式胃壁固定具®およびEasy Tie®が，また造設キットに同梱されているイディアルリフティング®などが入手可能である。

＜日下部 俊朗＞

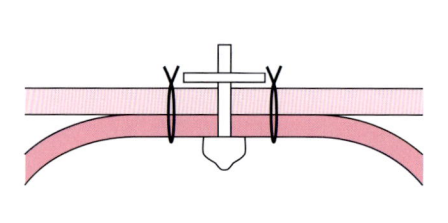

図1 胃と腹壁を縫合固定した状態

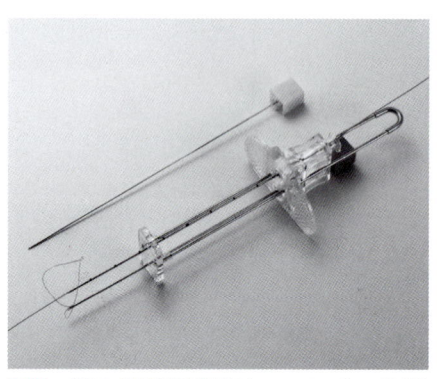

図2 鮒田式胃壁固定具®（クリエートメディック社製）

イントロデューサー法
introducer technique

　広義のイントロデューサー法はPEGの造設方法のうち，留置カテーテルが口腔咽頭を介さずに腹壁から胃内に向けて留置される方法を示す（図1）。プル・プッシュ法と比較し，清潔操作でカテーテル留置が可能で瘻孔感染のリスクが低く抑えられることが特徴である。内視鏡の挿入も1回ですみ，観察のみのため細径内視鏡や経鼻内視鏡の利用が可能である。食道・噴門に狭窄や腫瘍を伴う場合，咽頭にMRSAが存在する場合などに第一選択となる。

　狭義のイントロデューサー法は，イントロデューサー法のうち，トロカール針を用いて穿刺し，その外筒を通して細径のバルーン型チューブを留置する方法を示す（イントロデューサー原法）。穿刺針がやや太く，細径チューブ留置となるので早期にカテーテルの入れ換えと瘻孔拡張が必要となることが特徴である。

　イントロデューサー法での造設の場合には，胃壁固定の併用が必要である。

［文献23, 24］

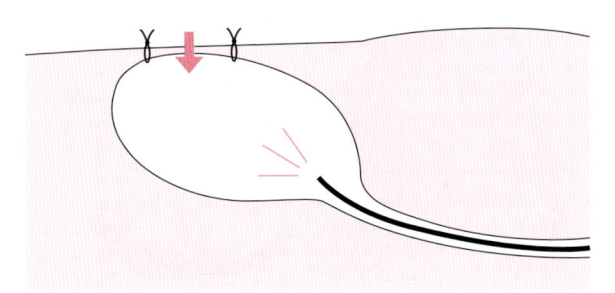

<高橋 美香子＞

図1　腹壁外から胃内に向けての穿刺
胃壁固定が必要である。

イントロデューサー変法
modified introducer technique

　PEG の造設方法で，腹壁から胃内腔へ向けて口腔咽頭を経由せずにカテーテルを留置する広義のイントロデューサー法のうち，イントロデューサー原法の欠点を克服する方法として新しく開発されたもの。1990 年以降日本で開発された手技で，細径針での穿刺，ガイドワイヤーの留置，ガイドワイヤーにダイレーターをかぶせての瘻孔拡張，ガイドワイヤーにかぶせた太径カテーテル（バンパー型）の一期的留置という手順である（図 1）。

　観察のみの内視鏡 1 回挿入（経鼻内視鏡も可）で，細径穿刺で清潔手技のまま太径バンパー型カテーテルの一期的留置が可能であり，いわばプル・プッシュ法とイントロデューサー原法の両者の長所を生かし欠点を克服した法である（表 1）。手技の性格上，胃壁固定は必須である。［文献 23, 25］　　　　　＜高橋　美香子＞

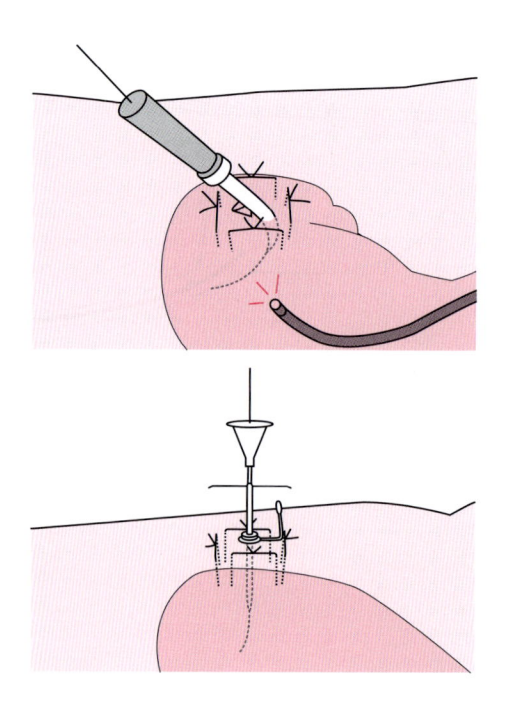

図1
留置したガイドワイヤーにダイレーターやカテーテルをかぶせて操作してゆく。

2. PEG 各論

表1 各造設方法の特徴

	プル法・プッシュ法	イントロデューサー法(原法)	イントロデューサー変法
カテーテル太さ	太い	細い	太い
カテーテル種類	バンパー型	バルーン型 チューブ	バンパー型ボタン (任意に選択可)
内視鏡挿入	2回 (処置具操作)	1回 (観察のみ)	1回 (観察のみ)
カテーテル咽頭通過 (清潔操作可否)	あり (不潔操作)	なし (清潔操作)	なし (清潔操作可能)
胃壁固定	任意	必須	必須
入れ換え時期	長期	短期	長期 (バンパー型)

(第1回 PEG コンセンサスミーティングより, 一部改変)

2. PEG 各論

オブチュレーター
obturator

　胃瘻カテーテルの内部ストッパーを直線化する道具。バンパー型の胃瘻カテーテルを交換する際必要となる。

　内部ストッパーは胃瘻カテーテルより大きくなっているため，そのままでは瘻孔を通過させることはできず内部ストッパーを変形させる必要がある。オブチュレーターは内部ストッパーを引き延ばして細くし，内部ストッパーが腹壁胃壁を通過しやすくする。ガイドワイヤーを用いるタイプと用いないタイプがある。もちろん内部ストッパーはカテーテル部分と同じ太さにはならないので，押し込む際，ガイドワイヤーが屈曲しないように注意を払う必要がある。

　昨今増加してきているイントロデューサー変法でバンパー型カテーテルを用いる胃瘻を造設する場合は，初回造設時にも使用される。胃壁を穿刺しガイドワイヤーを通し，ダイレーターで孔を拡張した後，オブチュレーターで内部ストッパーを引き延ばし，直線化された胃瘻カテーテルをガイドワイヤーに沿わせて挿入する。

<山口 浩和>

➡ イントロデューサー変法（42頁）

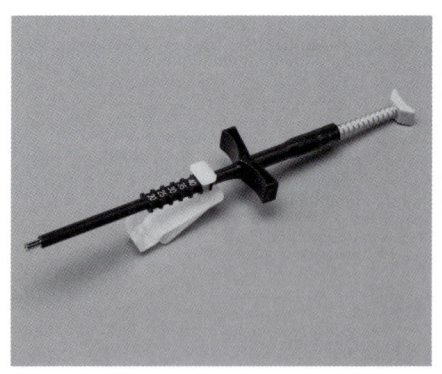

図1　オブチュレーター（オリンパス社製）

ガイドワイヤー
guidewire

　ガイドワイヤーはカテーテルなどを正しい位置に誘導するために使うものである。ガイドワイヤーをカテーテル挿入部に留置し，カテーテル内腔にガイドワイヤーを通したり，ガイドワイヤーにカテーテルを結びつけて引き抜くことで，カテーテルを正しい位置に留置する。

　PEGのプル・プッシュ法では，穿刺針の内腔を通して胃内に挿入する。ガイドワイヤーは細くて軟らかく，プル法では先端がループ（輪）になっており，ガイドワイヤーを口から引き出し，これと胃瘻カテーテルを結び，胃瘻カテーテルを引き込む。プッシュ法では口から引き出したガイドワイヤーに沿わせることで，胃瘻カテーテルを胃内に送り込む。

　イントロデューサー変法では，やや太くて「コシ」のあるガイドワイヤーを穿刺針の内腔を通して，腹壁から胃内に挿入する。ガイドワイヤーに沿わせてダイレーターを挿入し瘻孔を拡張した後，バンパー・ボタン型の胃瘻カテーテルをオブチュレーターで直線化して，同じくガイドワイヤーに沿わせて押し込む。

➡オブチュレーター（44頁）　➡ダイレーター（57頁）　　　　　　　＜山口　浩和＞

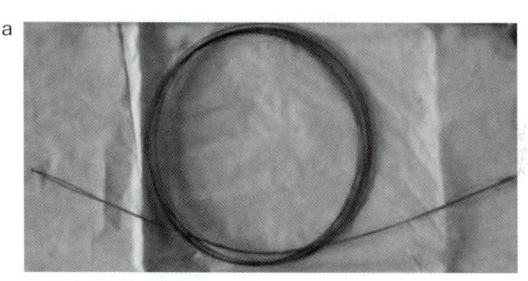

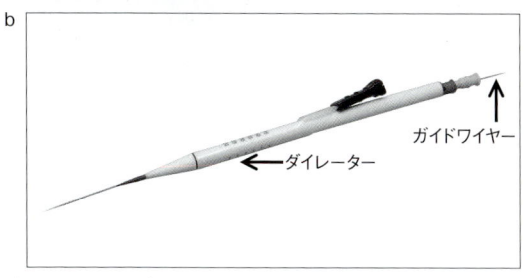

図1　a: プル式ガイドワイヤー（Boston Scientific 社製）
　　　b: イントロデューサー変法ガイドワイヤーとダイレーター（オリンパス社製）

開腹下胃瘻造設術
surgical gastrostomy / open gastrostomy

　腹部に切開を置き，開腹下に胃瘻を造ることをいう。今では胃瘻とPEGはほぼ同意語のように扱われているが，1980年にGaudererら[26]がPEGを開発するまでは，胃瘻は開腹手術によって造設されていた。現在でも胃瘻が必要な患者で食道癌など内視鏡ができない患者，開腹手術後の患者，新生児などのPEGが困難な症例では，開腹下胃瘻造設術の適応になることもある[27]。

　開腹下胃瘻造設術には多くの術式が存在するが，一般的なStamm法を紹介する。原則として全身麻酔で行うが，鎮静と局所麻酔または腰椎麻酔で行っている施設もある。①上腹部の横切開もしくは，上腹部の正中切開で開腹する。②胃体下部前壁の適切な位置に巾着縫合を二重に行う（図1a）。③胃瘻カテーテル留置予定部から胃瘻カテーテルを挿入する。一般にはバルーン型カテーテルを用いるが，PEGキット製品のカテーテルを利用してもよい。④二重の巾着縫合の中心を切開し，カテーテル先端を胃内に留置する。⑤胃粘膜を内翻させるように巾着縫合を結紮する。⑥胃瘻周囲の胃壁を腹壁に3～4針固定し（図1b）閉創する。

　容易な手術で，専門的な技術は不要である。侵襲も低く，短時間で造設可能であり，術後の管理はPEGと全く同様である。［文献26, 27］　　　＜曺　英樹＞

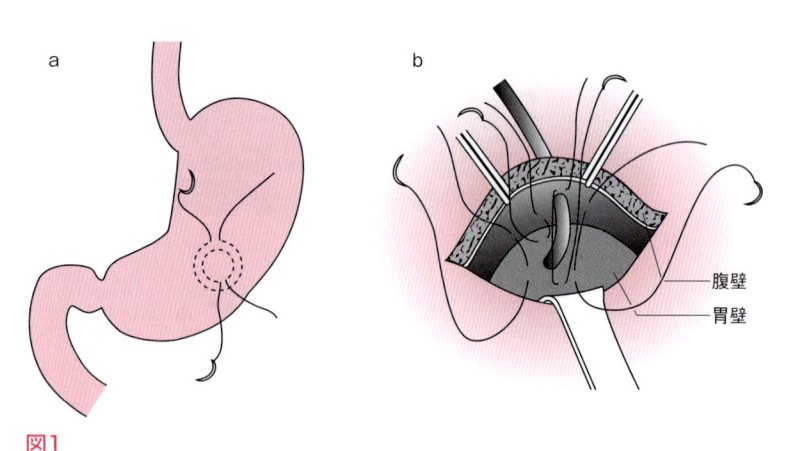

図1
a：胃体部前壁に二重の巾着縫合を置き，中央を切開しカテーテルを留置する。
b：胃壁と腹膜を3～4針，全周縫合固定する。

逆流防止弁
antireflux valve

　ボタン式胃瘻カテーテル（バルーン型，バンパー型）の内部には，胃の内容物の逆流を防ぐ目的で逆流防止弁がある。製品により，外部ストッパー内のチューブとの接続口か，あるいは内部ストッパーの胃内ドーム内についている。形状には，アヒルの口のようなダックビル弁と，蓋状の一方向弁がある。

　逆流防止弁は，落下する栄養剤や，注入する薬剤の圧によって弁が開く。逆流防止弁が内部ストッパーについている製品では，減圧する際，減圧用接続チューブを用いて弁を開く。ボーラスチューブにて無理に注入したり強い陰圧をかけたりすると，逆流防止弁を破損する。オブチュレーターや減圧アダプターを勢いよく抜去すると，ダックビル弁が反転することがある。逆流防止弁の破損や反転は，胃内の空気や内容物が逆流して漏れることにより判定できる。また胃瘻ボタン内の洗浄が不十分だと，栄養剤が逆流防止弁に付着して固まり，カテーテル閉塞の原因になる。

＜吉野 すみ＞

接続口のダックビル弁　　内部ストッパー内のダックビル弁　　一方向弁

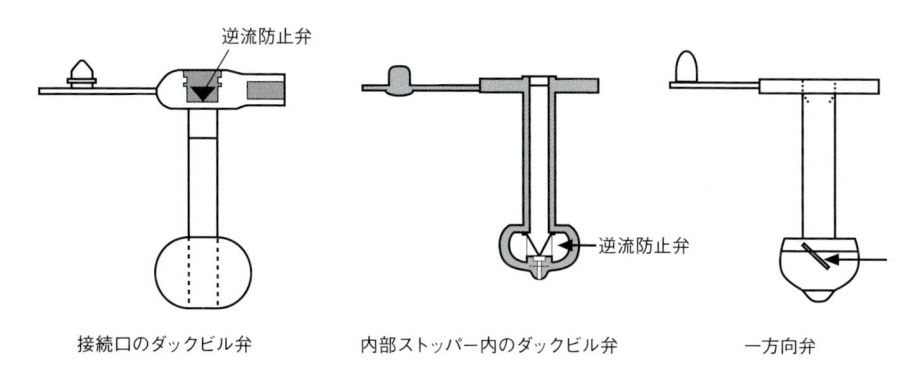

図1　逆流防止弁の形状

経胃瘻的小腸挿管（PEGJ）
ベグジェイ

percutaneous endoscopic gastrostomy jejunal tubing

　胃瘻を介してカテーテル先端を空腸に留置する手技を経胃瘻的小腸挿管といい，PEGJ または JET-PEG（jejunal tubing through the PEG）と称される（図1）。小腸に瘻孔がない点で「腸瘻（jejunostomy）」とは区別する必要があるが，臨床現場では混同して使用され混乱を来している感がある。

　PEGJ は胃食道逆流や漏れへの対策として有用性が高い。

　留置するカテーテルは既存の胃瘻カテーテルの内腔を通す細径のタイプと，胃瘻カテーテルを抜去し胃瘻より直接やや太径の小腸カテーテルを留置するタイプがある。胃内容の減圧ができるダブルルーメン型や体表面がボタン型となっている製品もある。

　留置にあたってはいずれも透視が必要であり，細径カテーテルを用いる方法では胃瘻カテーテルから挿入した小腸カテーテルを内視鏡で把持して幽門を越え，十二指腸から小腸へと誘導する。直接太径のカテーテルを小腸へ誘導するには胃瘻カテーテルを抜去し，胃瘻より直接細径内視鏡を挿入，直視と透視で確認しながらトライツ靭帯を越えた付近まで内視鏡を進め，鉗子孔よりガイドワイヤーを挿入した後（図2），ガイドワイヤーを残し内視鏡のみを抜去し，ガイドワイヤーにかぶせて小腸カテーテルを胃瘻孔より挿入する。ガイドワイヤーを抜去して留置が完了する。

　PEGJ の利点としては，既存の瘻孔を利用するため低侵襲で導入が可能なこと，挿管直後より栄養投与が可能なこと，胃排泄能が低下している場合でも実施可能なことなどがある。一方，欠点は，細く長いカテーテルのため閉塞や逸脱（胃内へ戻ってしまう）がみられやすいこと，交換に透視が必要なため在宅での交換ができないことなどである。

　また，栄養投与は小腸投与となるため，ダンピング症状や下痢などの消化器症状を来たしやすく，ポンプを利用するなどして低速での持続投与が推奨されている。

〈高橋 美香子，鈴木 裕〉

2. PEG 各論

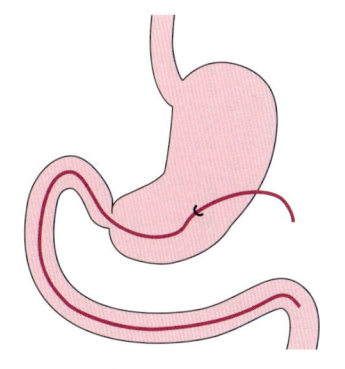

図1 経胃瘻的小腸挿管（PEGJ）

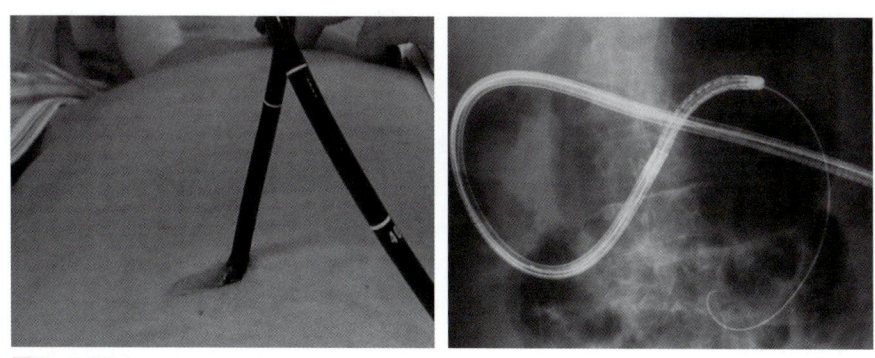

図2 PEGJ
太径の小腸挿管には胃瘻孔より細径内視鏡を挿入し，ガイドワイヤーを留置する方法が簡便である。

2-1 造設手技

経皮内視鏡的空腸瘻（PEJ〈ペジェ〉）
percutaneous endoscopic jejunostomy

　内視鏡的に直接空腸に穿刺し空腸瘻を造設する手技を経皮内視鏡的空腸瘻（PEJ）と称する。経胃瘻的小腸挿管（PEGJ）と混同を避けるために，Direct PEJ という呼び方をすることもある。

　PEJ の適応は大きく二つである。一つには胃全摘後や切除胃で残胃に PEG が困難な場合に内視鏡的に空腸瘻を造設する場合である（図1）。手技的には PEG の手技とほとんど同じ手順で造設される。もう一つの適応は，主に胃食道逆流の予防を目的として，胃の手術歴のない場合にもあえて PEG ではなく空腸瘻を造設する場合である（図2）。この場合は小腸鏡などの長い内視鏡をトライツ靱帯を越えて挿入し，直接上部空腸に瘻孔を造設する方法と，一度 PEG をした後に，胃の瘻孔を通じて細径内視鏡をトライツ靱帯を越えて挿入し，空腸瘻を造設する方法の2種類の造設方法がある。

　Shike ら[28] は Direct PEJ を試みた150例を対象に造設成功率，合併症などを検討し，129例（86％）に穿刺が可能であり，合併症は6％であったと述べ，Mellert ら[29] は胃切除後と食道切除後の19例について検討し，Direct PEJ は安全で効果的であり，外科的な空腸瘻造設術よりも有効であったと報告している。わが国でも鈴木ら[30] は手術既往のない患者へ PEG を試みた352例と PEJ を試みた152例を対象に検討し，造設成功率，手術時間，術後1カ月以内の死亡率，早期／晩期合併症に有意差はなかったと述べている。このように，過去の報告から PEJ は PEG 同様，安全であると結論付けられている。

　上述のように，PEJ は正しい手技と管理を行えば PEG とほぼ同等の効果が期待できる反面，実臨床においては PEG に比して手技がやや複雑で難易度も高く，造設後の管理にも注意が必要である。そのため，実施と管理は PEG に習熟した術者と施設で行うことが望ましい。栄養投与に際しては小腸投与となるため，ダンピング症状や下痢などの消化器症状を来たしやすく，ポンプを利用するなどして低速での持続投与が推奨されている。［文献28-30］　　＜高橋 美香子，鈴木 裕＞

2. PEG 各論

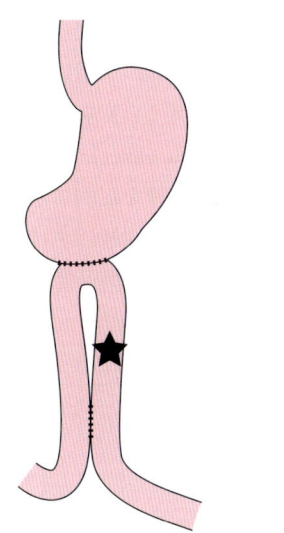

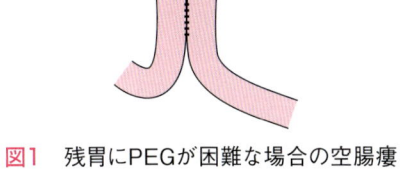

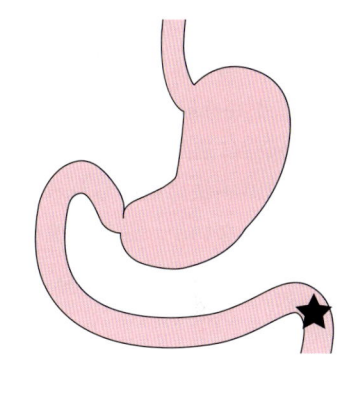

図1　残胃にPEGが困難な場合の空腸瘻

図2　胃手術歴のない場合の空腸瘻

2-1 造設手技

経皮経食道胃管挿入術（PTEG）
percutaneous trans-esophageal gastro-tubing

　経皮経食道胃管挿入術（PTEG: percutaneous trans-esophageal gastro-tubing）は，非破裂型穿刺用バルーン（RFB: rupture-free balloon）を用い超音波下に頸部食道瘻を造設し，同部より留置チューブを食道内へ挿入し，X線透視下にチューブ先端を目的臓器まで誘導し留置する消化管のIVR（non vascular interventional radiological technique）である。PEGが不能もしくは困難な症例にも，簡便かつ安全で低侵襲に造設が可能であることを特徴とし，PEGと同様に主に経管経腸栄養法や腸管減圧法に用いられる。また内視鏡を用いずに造設が可能であり，重篤な合併症も少ないが，頸部に瘻孔があるため，細くて長い留置チューブが必要となり，事故（自己）抜去やチューブの閉塞に注意が必要である。　　＜大石 英人＞

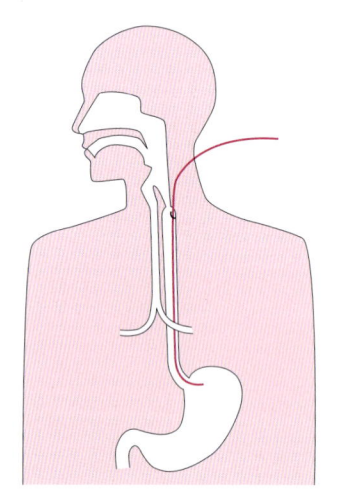

図1　経皮経食道胃管挿入術（PTEG）

抗凝固薬，抗血小板薬
anticoagulant, antiplatelet drug

　PEGを実施する患者が抗凝固薬・抗血小板薬を使用している場合は少なくない。PEG後の出血は比較的少ない合併症であるが，ひとたび発症すると重篤になる可能性がある。一方，出血を避けるために抗凝固薬・抗血小板薬を休薬することで原疾患である塞栓疾患の悪化再発をみることがあり，休薬するにあたっては十分な注意が必要である。また，危険度は個々の症例で異なるため，主治医と十分に相談した上で慎重に判断する必要がある。

　2012年7月に日本消化器内視鏡学会が発表したガイドラインは，抗血栓薬を持続することによる消化管出血だけでなく，抗血栓薬の休薬による血栓塞栓症の誘発にも配慮した内容となっている。それによると，PEGは「出血高危険度の消化器内視鏡」に分類されており，その内容を十分に認識して治療に臨む必要がある。詳細については，「抗血栓薬服用者に対する消化器内視鏡診療ガイドライン」（日本消化器内視鏡学会雑誌 54(7): 2075, 2012）を参照していただきたい。

　　　　　　　　＜井谷 智尚＞

表1　抗血小板薬・抗凝固薬の休薬：単独投与の場合
投薬の変更は内視鏡に伴う一時的なものにとどめる。

内視鏡検査 単独投与	観察	生検	出血低危険度	出血高危険度（PEGを含む）
アスピリン	◎	○	○	／3～5日休薬
チエノピリジン	◎	○	○	ASA，CLZ置換／5～7日休薬
チエノピリジン以外の抗血小板薬	◎	○	○	1日休薬
ワルファリン	◎	治療域	治療域	ヘパリン置換
ダビガトラン	◎	○	○	ヘパリン置換

◎：休薬不要，○：休薬不要で可能，／：または，ASA：アスピリン，CLZ：シロスタゾール

表2　抗血小板薬・抗凝固薬の休薬：多剤併用の場合
生検・出血低危険度：症例に応じて慎重に対応する。
出血高危険度（PEGを含む）：休薬が可能となるまでは延期が好ましい。
投薬の変更は内視鏡に伴う一時的なものにとどめる。

	アスピリン	チエノピリジン	チエノピリジン以外の抗血小板薬	ワルファリン・ダビガトラン
2剤併用	○／CLZ置換	5～7日休薬		
	○／CLZ置換		1日休薬	
	○／CLZ置換			ヘパリン置換
		ASA置換／CLZ置換	1日休薬	
		ASA置換／CLZ置換		ヘパリン置換
			CLZ継続／1日休薬	ヘパリン置換
3剤併用	○／CLZ置換	5～7日休薬		ヘパリン置換
	○／CLZ置換		1日休薬	ヘパリン置換
		ASA置換／CLZ置換	1日休薬	ヘパリン置換

○：休薬不要，／：または，ASA：アスピリン，CLZ：シロスタゾール

ストッパー
stopper

　ストッパーとは，胃瘻カテーテルの先端部および体表部を固定する部分（バンパー，固定板とも呼ばれる）を意味し，内部ストッパーと外部ストッパーに分けられる（図1）。

内部ストッパー

　先端部の固定様式により，大きくバルーン型とバンパー型に分けられ，カテーテルの形状と合わせて，4つのタイプに分類（図2）され，その交換方法も全く異なる。内部ストッパーの役割は，瘻孔完成前と完成後では大きく異なり，完成前には体表部のストッパーと胃壁・腹壁をはさみ込んで癒着を促進させる瘻孔形成の役割があるが，瘻孔完成後には，単にカテーテルが体外へ抜けてこないようにする程度の役割となる。むしろ，内部ストッパー（バンパー）による胃粘膜損傷を与えないようにカテーテルを常に胃内に押し込んでおき，バンパー埋没症候群（buried bumper syndrome）を防ぐことが重要である。胃壁固定具を使用した場合は，瘻孔の形成には内部ストッパーはあまり関与しておらず，後者の役割が主となる。

外部ストッパー

　内部ストッパー同様に，瘻孔完成前には瘻孔形成促進の一端を担っている。瘻孔完成後には，カテーテル先端部が胃十二指腸内に迷入していかないようにするストッパー的役割を担っている。［文献4, 31］

　　　　　　　　　　　　　　　　＜岡野 均，小西 英幸＞

2. PEG 各論

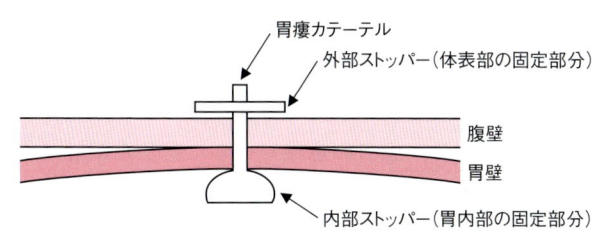

図1 ストッパー

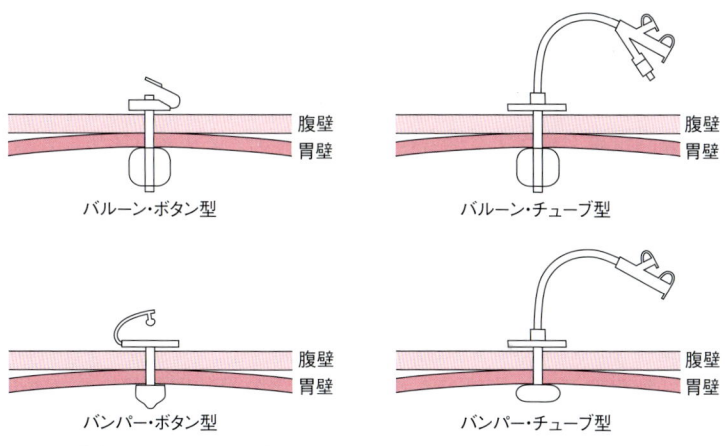

- 胃瘻カテーテル
- 外部ストッパー（体表部の固定部分）
- 腹壁
- 胃壁
- 内部ストッパー（胃内部の固定部分）

バルーン・ボタン型

バルーン・チューブ型

バンパー・ボタン型

バンパー・チューブ型

図2 胃瘻カテーテルの分類

前投薬
premedication

　前投薬とは，PEG 前に投与し，手技が円滑に行えるよう使用する薬剤である。PEG は侵襲手技である上，対象例の全身状態が不良のことも多いため，術者は患者の状態をよく把握し，前投薬には十分留意するべきである。一般的に，小児例を除いて全身麻酔は必要なく，患者の意識レベルに応じた鎮静薬や鎮痛薬を投与するが，過鎮静は誤嚥の誘因となるため，控えるべきである。

　①胃運動抑制と唾液や胃液分泌抑制を目的に，抗コリン薬（ブスコパン®）を使用するが，その薬理作用により禁忌あるいは慎重投与すべき場合があり，注意を要する。抗コリン薬が使用できない場合は，グルカゴン（グルカゴン®）か，局所散布用の消化管運動抑制薬（ミンクリア®）を使用，あるいは鎮痙薬を投与せずに施行する。

　② PEG を経口内視鏡で施行する場合には，リドカイン（キシロカイン®）による咽頭，経鼻内視鏡で施行する場合には，硝酸ナファゾリン（プリビナ®）とリドカインによる鼻粘膜と咽頭の表面麻酔を行う。

　③ PEG 中の鎮静薬や鎮痛薬（表1）は，術中の体動を抑制することと，造設中の鎮痛目的で，ベンゾジアゼピン系抗不安薬と麻薬性鎮痛薬あるいは弱オピオイド性鎮痛薬を用いることが多い。前述のように，PEG 対象患者は基礎疾患を有することが多い上，いずれの薬剤も循環・呼吸抑制作用を有し，内視鏡挿入による循環器系・呼吸器系への影響があるため，患者監視装置などのモニタリングと救急セットの装備が必要である。さらに，鎮静薬や鎮痛薬を使用した場合には，遷延性の意識障害や呼吸抑制に注意して回復を確認しなければならない。

［文献 4, 31, 32］　　　　　　　　　　　　　　　　　　　　＜小西 英幸，岡野 均＞

表1　鎮痛薬・鎮静薬と拮抗薬

	鎮静薬・鎮痛薬	拮抗薬
鎮静薬	ベンゾジアゼピン（ジアゼピン：セルシン®／ホリゾン®，フルニトラゼパム：ロヒプノール®，ミタゾラム：ドルミカム®）	フルマゼニル（アネキセート®）
鎮痛薬	麻薬性鎮痛薬（ペチジン塩酸塩：オピスタン®） 弱オピオイド性鎮痛薬（塩酸ペンタゾシン：ペンタジン®／ソセゴン®）	ナロキソン塩酸塩（ナロキソン®）

ダイレーター
dilator

　ダイレーターは，拡張する（dilate）ものの意味であり，中心静脈ラインを留置する際に穿刺径を拡張させたり，婦人科分野では多く用いられるものである。拡張する対象別に様々な形態・大きさがあり，大きく拡張させるためにはバルーン型のものもある。

　PEGの分野では，造設法の一つとしてイントロデューサー変法が一般的に施行されるようになってから用いられるようになった。この造設法では，穿刺針にガイドワイヤーを挿入し，ガイドワイヤーに沿わせてダイレーターを挿入し，留置する胃瘻カテーテル径に合わせた大きさに拡張する。現在市販されている造設キットに同梱されたものは，ユニコーン型とペンシル型の2種類がある。ユニコーン型は拡張の際，対側の胃壁をダイレーターで傷つける可能性が少ない利点と，深くまで挿入してしまった場合に大きく拡張しすぎる欠点がある。ペンシル型は，深く挿入した場合も拡張径が変わらない利点と，慣れない場合には対側を傷つけてしまう可能性が高い欠点がある。　　　　　　　　　　　　　　　＜石塚　泉＞

➡イントロデューサー変法（42頁）

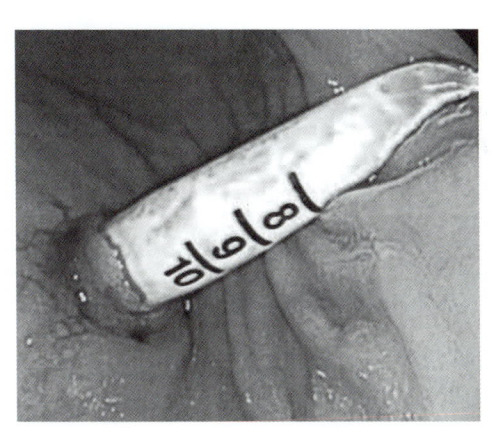

図1　ユニコーン型ダイレーターにて，瘻孔を拡張しているところ
（日本コヴィディエン社製・セルジンガーPEGキット）

2. PEG 各論

注入器
injector

　胃瘻に関する注入器とは，栄養剤を胃瘻まで注入するルートを指し，具体的には，イルリガートル，栄養管，接続チューブ，カテーテルチップ，から構成される。

①イルリガートル：栄養剤を入れるボトルや袋であり，栄養管と一体化しているものもある。また衛生的であり移し替える手間もない RTH（Ready to Hang）製剤の登場で，イルリガートルを使用しない場合も増加している。

②栄養管：イルリガートルと PEG カテーテルをつなぐチューブであり，経静脈カテーテル（点滴）との誤接続を防止するため，接続部が太くなっている。

③接続チューブ：ボタン型 PEG カテーテルの場合，この接続チューブとセットで PEG カテーテルとみなす。栄養管とは異なり，使い捨てではなく，PEG メーカーによって規格が異なっている。持続投与用，ボーラス投与用，減圧用などの種類があるため，目的に応じた使い分けが必要である。

④カテーテルチップ：経管栄養用で先端が太くなっている注射器。薬剤投与やフラッシュ時に使用する。［文献33］　　　　　　　　　　　　　　　＜石塚 泉＞

2. PEG 各論

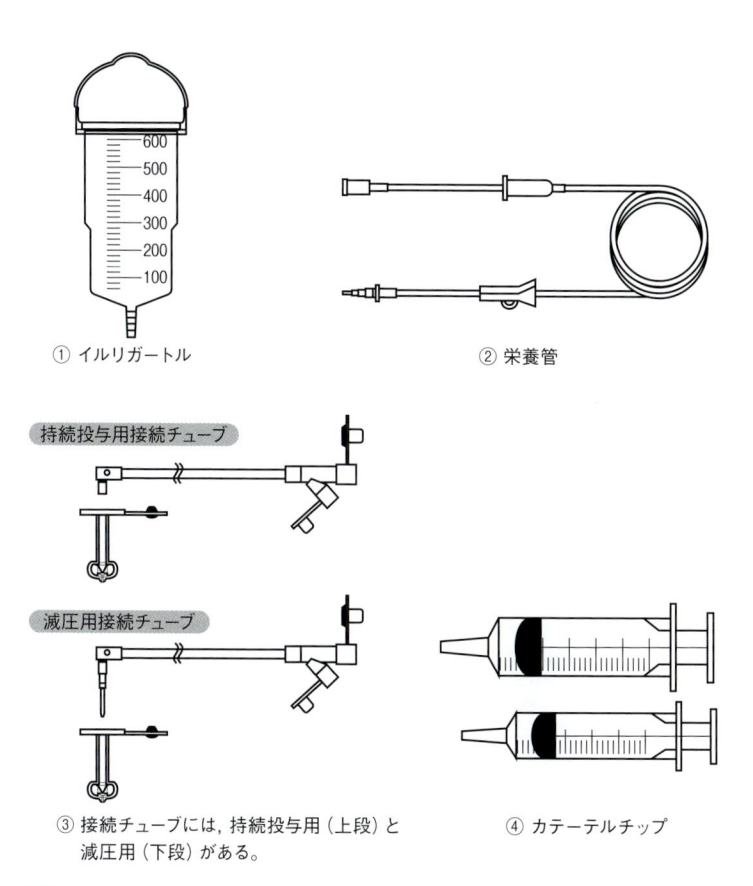

① イルリガートル

② 栄養管

持続投与用接続チューブ

減圧用接続チューブ

③ 接続チューブには，持続投与用（上段）と減圧用（下段）がある。

④ カテーテルチップ

図1

2-1 造設手技

腹腔鏡下胃瘻造設術
laparoscopic gastrostomy

　腹腔鏡下胃瘻造設術（LAPEG，lap-PEG）は，従来法である開腹下胃瘻造設術に代わる手技である。適応は，癒着や鼓腸などでPEG困難な症例のうち，全身麻酔可能な症例であり，この術式の最大のメリットは，バルーン・チューブ型の胃瘻のみではなく，一期的にバンパー・ボタン型の胃瘻が造設できる点である。交換の際も従来のキットをそのまま使用できる。また開腹下の胃瘻では手術中いったん胃を開く必要があり，術後創感染のリスクがあったが，LAPEGでは胃を開かないため感染の機会は減少する。

　手技は，腹腔鏡用のカメラポートを挿入し，気腹観察下に腹腔内を観察。PEG困難な原因を究明し，鼓腸が原因であれば鉗子で腸を排除し，癒着が原因であればエネルギーデバイスを用いて癒着剥離を行い胃の前面をfreeにする。その後気腹圧を下げ，PEGを行う。比較的簡便で腹腔鏡で観察しながらの手術なので術中のストレスも少なく，術者のメリットも多い術式である。　　　　　　＜永原 央＞

➡イントロデューサー変法（42頁）　➡開腹下胃瘻造設術（46頁）

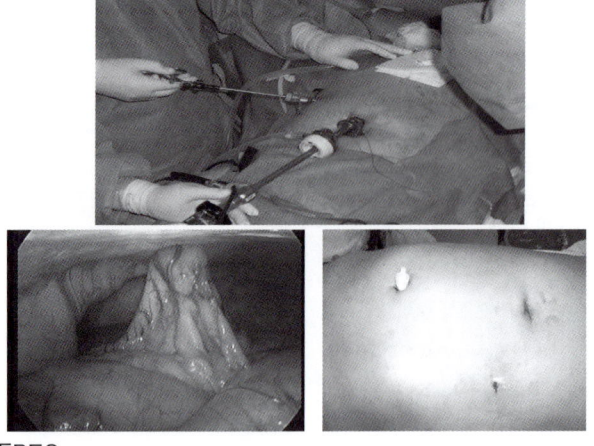

図1　腹腔鏡下PEG
計2ポート挿入し，鉗子で拡張した結腸を尾側に牽引することで胃の前面はfreeとなった（上）。腹腔内の様子。胃瘻により，胃壁が腹壁側に牽引されている（左下）。PEG終了直後（右下）。

プル法
pull technique

　腹壁から胃内腔へ挿入したガイドワイヤーを内視鏡操作で口まで出し，ガイドワイヤーに胃瘻カテーテルを結んだ後，逆方向に口から胃を通り腹壁外に引き出す方法である．基本手技を図1に示す．

　1979年にPonskyらにより考案された歴史ある最も汎用されてきた方法で，術者が胃瘻カテーテルを引き出すことから「プル（pull）法」と命名された．

　利点は，穿刺針が細いため穿刺が容易であること，一期的に太いカテーテルが留置できること，カテーテルを腹壁外に引き出す過程で周囲組織を少しずつ拡張していくために，圧迫止血も兼ねることになり造設後の出血の危険性が少ないこと，などがあげられる．

　一方，カテーテルが口腔内を通過するため，完全な清潔操作が不可能となり術後創部感染の発生率が高いこと，頭頸部癌や食道癌の場合，インプランテーション（implantation）の危険があること，2度の内視鏡挿入が必要なこと，などが欠点といわれている．［文献34］

<伊藤 明彦>

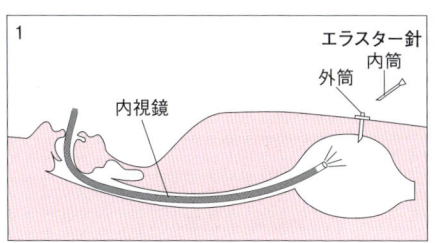

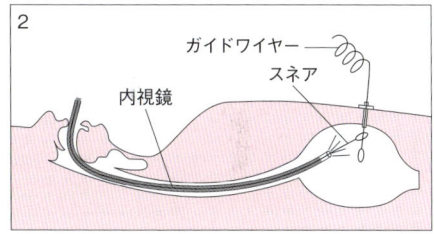

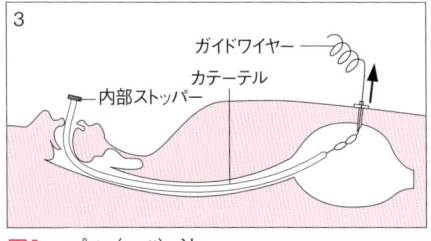

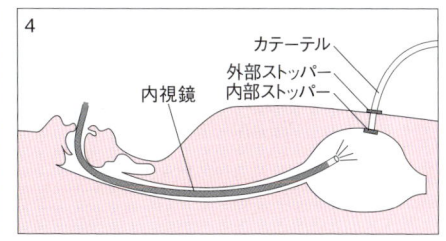

図1　プル（pull）法

2. PEG 各論

プッシュ法
push technique

　腹壁から胃内腔へ挿入したガイドワイヤーを内視鏡操作で口まで出し，ガイドワイヤーに沿って胃瘻カテーテルを逆方向に口から胃を通り腹壁外に押し出す方法である．基本手技を図1に示す．

　Sacks-Vine法に代表される方法で，術者がガイドワイヤーに沿って胃瘻カテーテルを押し出すことから「プッシュ（push）法」もしくは「Push-wire法」と呼ばれる．

　利点・欠点はプル法とほぼ同様であるが，最後までガイドワイヤーが挿入されているので様々なトラブルに対処でき，術者にとっては安心感がある．

　胃壁固定については，プル法と同様，事故抜去や交換時の瘻孔損傷の面から，必須ではないが推奨されている．［文献34］　　　　　　　　　　＜伊藤 明彦＞

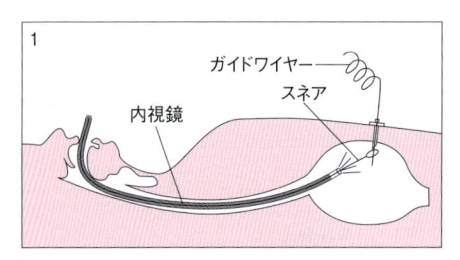

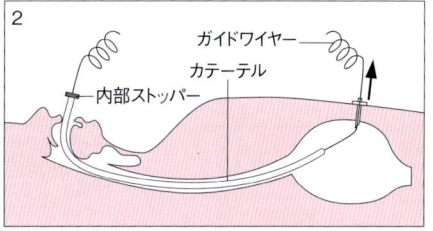

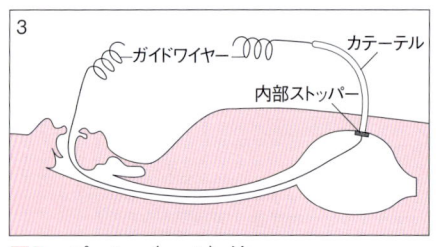

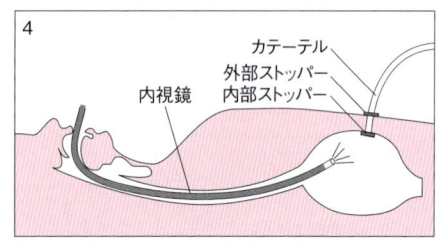

図1　プッシュ（push）法

経皮的交換
percutaneous catheter replacement

　用手的交換とも言われ，カテーテル交換の手技である．内視鏡観察下に行われる場合もあれば，盲目的に行われる場合もある．

　バンパー型での交換方法は，まず，古いカテーテルを手に取り，体外に引っ張り抜く．次いで，新しいカテーテルのバンパーをオブチュレーターで直線化した後に，瘻孔に沿って丁寧にカテーテルを挿入し，抵抗のなくなったところでオブチュレーターを抜去し，終了する．古いカテーテルを抜去する際に内部ストッパー（バンパー）を直線化するのにオブチュレーターを使ったり，ガイドワイヤーを瘻孔内に留置しておくキットもあり，瘻孔の確保や瘻孔損傷を軽減するために有用である．

　バルーン型での交換方法も，バルーンの中に充填された蒸留水の排出と注入が異なるのみで，バンパー型とは大差ない．

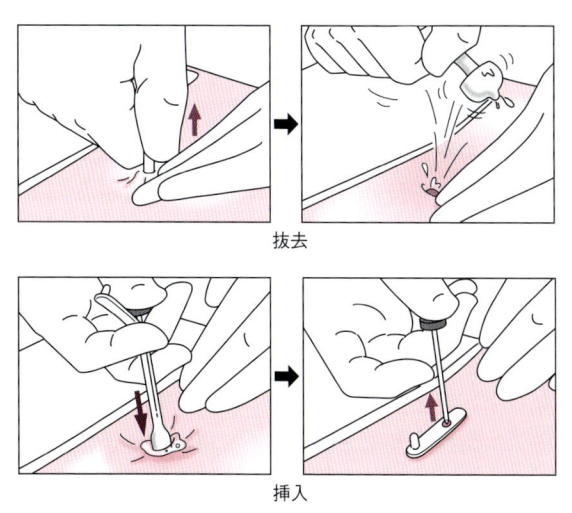

　経皮的交換は，内視鏡観察下に行われれば，確認操作が完了し，カテーテルの誤留置の心配はないが，在宅などで盲目的に行われた場合は，交換後の確認操作が必要なことは言うまでもない．

<西口　幸雄>

図1　経皮的交換

カテーテル交換手技
catheter replacement techniques

　胃瘻カテーテルを交換する際の手技のことを指す。胃瘻カテーテルは通常毎日使用するものであり，栄養剤が通過するため細菌が繁殖しやすく，また長期間使用していると老朽化しやすい。そのため，定期的な交換が必要である。

　留置カテーテルの種類によって交換時期は異なる。バンパー型であれば4カ月，バルーン型であれば24時間を経過すれば交換手技料は算定可能である。バンパー型は4～6カ月毎に，バルーン型は1～2カ月毎に交換される場合が多い。

　交換手技には様々な方法があるが，大きく分けて内部ストッパーを経皮的に引き抜くか，内視鏡で摘出するか，の2つの方法がある（表1）。内部ストッパーを経皮的に引き抜く方法が一般に多く採用されているが，この手技での瘻孔損傷を危惧する場合は，内視鏡で切断されたストッパーを摘出する手技が採用されている。

表1　カテーテル交換

1. カテーテルを体外に引き抜く方法
    1) 盲目的に行う方法
    2) 内視鏡観察下に行う方法
    3) ガイドワイヤーを用いる方法
2. 内部ストッパーを内視鏡で摘出する方法

　交換手技で用手的（経皮的とも言われる）に内部ストッパーを抜去する方法は，体外からカテーテルを手で引き抜くのであるが，ゆっくりと丁寧に瘻孔の向きに引き抜く方が瘻孔損傷が少ないと考えられる。バルーン型は，バルーン内の蒸留水を注射器で除去した後に体外に引き抜く。次いで，瘻孔の向きを確かめた後に，慎重に新しいカテーテルを胃内に挿入する。バンパー型は，バンパーをオプチュレーターで直線化し潤滑剤を付け，慎重に挿入し，抵抗がなくなったところでオプチュレーターを抜去し終了する。バルーン型も瘻孔の向きに沿って慎重に挿入し，抵抗がなくなったところでバルーンを膨らませる。バンパー型もバルーン型も操作中は患者の痛みの具合や手に伝わる抵抗を十分に感じながら操作を行うことが肝要である。留置が終わればカテーテルが抵抗なく十分に回転することを確かめておかねばならない。また次に続く確認操作を怠ってはならないのは言うまでもない。カテーテル交換にガイドワイヤーを用いると操作が行いやすく，この種の交換キットも市販されている。さらに，この交換の全過程を内視鏡の観察下に行えれば，確実に胃内に留置が確認され，有用である。

　内部ストッパー（バンパー）を内視鏡で摘出し交換する手技は以下の通りであ

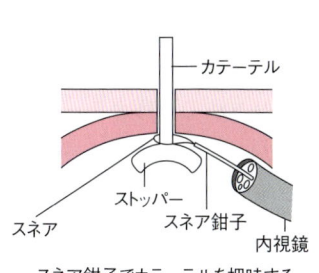

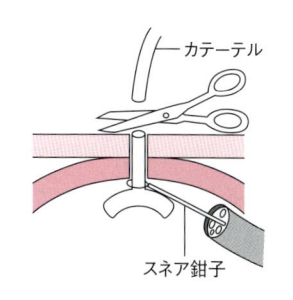

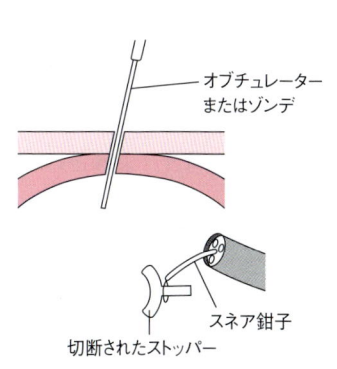

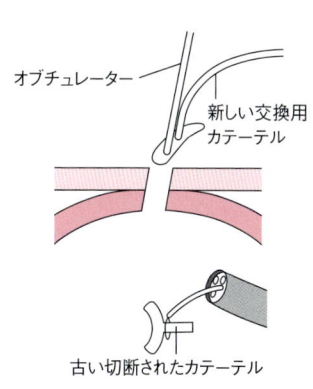

2. PEG 各論

図1 内視鏡で内部ストッパーを除去し，新しいカテーテルを挿入する方法

る（図1）．まず，あらかじめ内視鏡を挿入し，スネアなどで内部ストッパーを把持した後に，古いカテーテルを体外で切断する．古いカテーテルの抜去後，新しいカテーテルが胃内に挿入されたことを内視鏡で確認し，古い内部ストッパーを把持しつつ内視鏡ごと経口的に抜去するという方法である．本法は，内部ストッパーの抜去時の瘻孔損傷を防げる，といった利点がある． 〈西口 幸雄〉

交換後の確認法（直接確認法）
direct confirmation of catheter replacement

　交換後の胃瘻カテーテルが胃内にあるか否かの確認には，直接確認法と間接確認法がある（表1）．直接確認法は胃瘻カテーテルの先端および内部ストッパーが胃内腔にあることを視認できる方法で，間接確認法は胃瘻カテーテルの先端および内部ストッパーは直接視認できないが，何らかの方法で胃瘻カテーテル先端が胃内腔にあることを確認できる方法である．

　胃瘻カテーテル直接確認法には，内視鏡による確認，内視鏡以外の画像診断による確認法がある．経口内視鏡，経鼻内視鏡，経胃瘻カテーテル内視鏡（PEGスコープ）により，胃瘻カテーテルの先端および内部ストッパー全体の確認がなされた場合のみを内視鏡による直接確認とし，内部ストッパーの一部の確認は直接確認法とはしない．その他の画像診断とは，エコー，CT，MRIなどによる検査をさし，胃瘻カテーテルの先端および内部ストッパー全体が確認される方法を直接確認法とし，その一部の確認は直接確認法とはしない．

　直接確認法は，間接確認法よりPEGカテーテルが完全に胃内にあることを確認できる方法であり，直接確認法により確認された場合，よほどのアクシデントがない限り，栄養剤の腹腔内誤注入は生じない．

　最新のPEGスコープは，空気挿入，反転による内部バンパーの全周確認ができ，ポータブルで記録もできるようになり，今後の在宅または医療機関内での用手的交換の直接確認法となりうる方法である．　　　　　　　　　　＜小山　茂樹＞

➡交換後の確認法：間接確認法（68頁）

表1 PEG交換後カテーテル胃内留置確認法

直接確認法：
　胃瘻カテーテルの先端および内部ストッパー全体が胃内腔にあることを視認できる方法
　　　内視鏡による確認
　　　　　　経口内視鏡，経鼻内視鏡，経胃瘻カテーテル内視鏡
　　　内視鏡以外の画像診断による確認
　　　　　　エコー，CT，MRI など

間接確認法：
　胃瘻カテーテルの先端および内部ストッパーの一部が胃内腔にあることを視認できる方法
　または，胃瘻カテーテルの先端および内部ストッパーは直接視認できないが，何らかの方法で胃瘻カテーテル先端が胃内腔にあることを確認できる方法
　　　内視鏡による確認
　　　内視鏡以外の画像診断（エコー，CT，MRI など）による確認
　　　胃内容確認法
　　　　　　リトマス法，pH 法
　　　注入液体回収確認法
　　　　　　スカイブルー法，お茶注入法，栄養剤回収法，スポーツドリンク回収法
　　　透視下空気注入脱気確認法
　　　造影法

2. PEG 各論

交換後の確認法（間接確認法）
indirect confirmation of catheter replacement

胃瘻カテーテル交換後の確認の必要性

鈴木ら[35]によると，本邦の腹腔内誤挿入は約 0.45％と報告され稀な合併症であるが，誤挿入に気付かずに栄養が開始されると汎発性腹膜炎が惹起され，極めて致死率の高い重篤な状態となる．したがって，胃瘻カテーテルが正しく胃内に留置していることを確認することは必要不可欠である．

胃瘻カテーテル交換後の間接的な確認方法（表1，2）

胃瘻カテーテル交換後の確認方法には，直接胃瘻カテーテルが胃内に留置されていることを確認する直接確認法と，レントゲンなどを用いて間接的に確認する間接的確認法がある．以下，間接的確認法について述べる．

1）送気音による確認

方法：経鼻胃管における確認方法と同様，胃瘻のカテーテルを交換後，送気を行うとともに聴診器により胃内の水泡音を確認する．

特徴：簡便かつ安価であることから在宅でも実施が可能である．しかし，胃内容物がない場合，水泡音の確認が困難であったり，腹腔内誤挿入が発生していても同様の水泡音が発生したりするなど，確実性への信頼度は低く，推奨される方法ではない．

表1　胃瘻カテーテル交換後の確認方法

- ・送気音による確認
- ・胃内容物吸引による確認
- ・色素液注入による確認
- ・レントゲン設備を利用した確認

表2　胃瘻カテーテル交換後確認方法の特徴

	確認の確実性 低い	確認の確実性 確実	医療機関での確認 不要	医療機関での確認 必要	使用器具のコスト 安価	使用器具のコスト 高価
送気音による確認	●		●		●	
胃内容物吸引による確認	●		●		●	
色素液注入による確認		●	●		●	
レントゲン設備を利用した確認		●		●		●

2) 胃内容物吸引による確認

　方法：胃瘻のカテーテルを交換後，カテーテルを引圧吸引し，胃液や経腸栄養剤など胃内容物の吸引ができるかを確認する。

　特徴：簡便かつ安価であることから在宅でも実施が可能である。しかし，胃内容物がないと吸引自体が困難であったり，吸引時に胃の粘膜がカテーテル内に陥入して胃粘膜損傷を起こす可能性があるなど，送気音の確認法と同様に，推奨される確認法ではない。

3) 色素液注入による確認

　方法：カテーテルの交換を行う前に，あらかじめ胃内へインジゴカルミン液などの生体内にない色の液体を約 100 mL 注入してから交換を行い，交換後に色素液の吸引確認をする。

　特徴：簡便かつ安価であることから在宅でも実施が可能である。鈴木ら[35]は交換に関する色素液注入による確認の安全度を sensitivity 94％, specificity 100％, positive predictive value 100％, negative predictive value 6％と報告しており，スクリーニングとしての有用性を指摘している。しかし，さらなる安全性の検討が必要なことや保険算定上の課題がある。

4) レントゲン設備を利用した確認

　方法：胃瘻カテーテルの交換後，水溶性造影剤を 10 mL 程度注入して腹部 X 線写真撮影を行い，胃瘻カテーテルが胃内に留置されているか否か確認する。

　特徴：内視鏡設備を必要とせず，簡便で確実な確認が可能で，患者の苦痛も少ない。しかし，在宅や介護施設入所者などの入院外症例の場合，レントゲン設備のある医療機関に搬送する必要がある。［文献 35］

<鈴木　裕>

➡交換後の確認法：直接確認法（66 頁）

在宅交換
catheter replacement at home

　カテーテル類を患者の自宅で交換することを，「在宅交換」という．患者を医療機関に搬送する必要がないので，寝たきりの患者の搬送に伴う身体的かつ経済的な負担が少ないというメリットがある反面，医療環境が整っていない状態で行う処置であるため，不測の事態に対応できる熟練した医療技術が求められる．

　とりわけ胃瘻カテーテルの在宅交換に関しては，交換後に間違いなく胃内に挿入されたことを確認することが重要であるが，医療機関では通常可能なX線検査や内視鏡検査が困難である（診療報酬上，胃瘻カテーテル交換法200点の算定条件として，「画像診断または内視鏡等」が規定されている）．そのためにも，胃にあらかじめ注入した色素の逆流を確認する「スカイブルー法」や経胃瘻カテーテル内視鏡を用いた確認方法の普及が待たれる．一般的にはバルーン型の方がバンパー型に比して在宅交換に適しているとされるが，腹腔内誤挿入事故はバルーン型であっても報告されているので，注意が必要である．

　なお，バンパー型の在宅交換でのトラブルとしては，古いカテーテルの抜去時に内部ストッパーが胃内に脱落することがあり，その場合は内視鏡を用いて回収しなければならないことを念頭に置かなければならない． 　　　　　　　　＜小川 滋彦＞

酢酸水（酢水）
acetic acid water

　酢酸水は，酢酸を水で希釈した液体である．酢酸（acetic acid）はカルボン酸の一つで，弱酸性，刺激臭と酸味のある無色透明の液体である．飽和脂肪酸の一種で生体代謝の重要物質である．酒類の発酵によって生じるほか，アセトアルデヒドを酸化させて工業的に作られる．酢酸は食品，流し台や浴槽等の洗剤，家畜用牧草の防腐剤，染色，医薬品などに使用され，化学工業においても用途が多い合成原料である．また食用として調味料，野菜などの漬物，寿司，保存食などにも用いられている．

　酢酸水は，胃瘻カテーテル内の清潔を保つ方法の一つとしても知られている．経腸栄養剤注入後，水道水で10倍程度に希釈した食酢（酢：水＝1:10）をカテーテル内に充填することにより，汚染防止および清潔が保てるといわれている（図1）．ただし，蛋白質と混ざると凝固することがある．また塩素系漂白剤（次亜塩素酸ナトリウム含有）と混ざると有毒ガスを発生するので注意する．

<松原 康美>

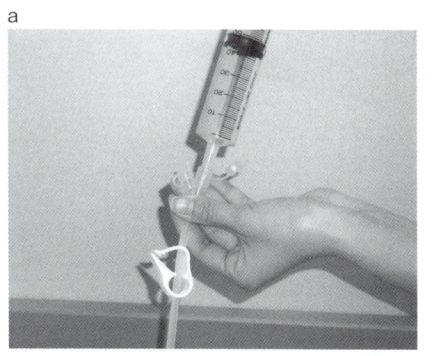

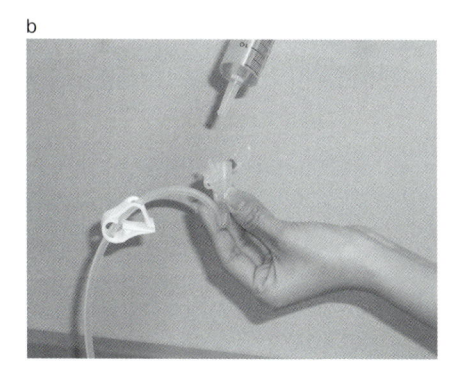

図1　酢酸水充填によるカテーテル清潔保持
　　（西口幸雄編：PEG器具の種類とマネージメント，フジメディカル出版, 2008, p.35 より）

次亜塩素酸ナトリウム
sodium hypochlorite

　次亜塩素酸ナトリウム（sodium hypochlorite）は，水酸化ナトリウムの水溶液に塩素を通じて得られる．強アルカリ性で特有の臭い（いわゆるプールの臭いや塩素系漂白剤の臭い）を有し，漂白作用，殺菌作用がある．

　市販の塩素系漂白剤や殺菌剤に含まれ，衣料や食器の漂白剤，流しや浴室内のカビ取り，食器の殺菌剤として用いられる．また医療機関では，細菌やウイルスに効果があることから，医療器具やリネンの消毒に使用されている．次亜塩素ナトリウムは酸性タイプの製品や食酢，アルコール等と混ざると，有毒ガスが発生するので取り扱いには注意を要す．

　次亜塩素酸ナトリウムは，経腸栄養剤の注入容器を清潔に保つ目的で用いられる．注入容器を中性洗剤で洗浄した後，水で希釈した0.01％次亜鉛素酸ナトリウム水溶液に1時間程度浸し，流水で洗浄してから自然乾燥させる．　＜松原　康美＞

物質名	次亜塩素酸ナトリウム
化学式	NaOCl
形状	白色の固体
液性	強アルカリ性
融点	18℃
沸点	101℃

ティッシュこより
twisted paper string

　胃瘻部に対するガーゼ保護にとって替わるスキンケアの方法として，「ティッシュこより」は広く認知されつつある．ガーゼはいったん濡れると乾かないため，接触性皮膚炎の原因になったり，繊維が胃瘻部に張り付いて取れなくなったりするなどの問題があるが，「ティッシュこより」は乾きやすく，通気性がよく，胃瘻部に付着しにくく，医療用材料でないため安価で頻繁に交換でき，そのことで浸出物のドレナージ効果も期待される．

　具体的には，通常 2 枚一組のティッシュペーパーを分けて 1 枚にし，対角線でこより状にしたものを，外部ストッパーと皮膚の間に結んでおく（図1）．内部ストッパーを胃粘膜に吊り上げてしまうことで，圧迫虚血が生じることを避けるため，外部ストッパーと皮膚の間に十分なゆとりを持たせるよう注意する．

<小川 滋彦>

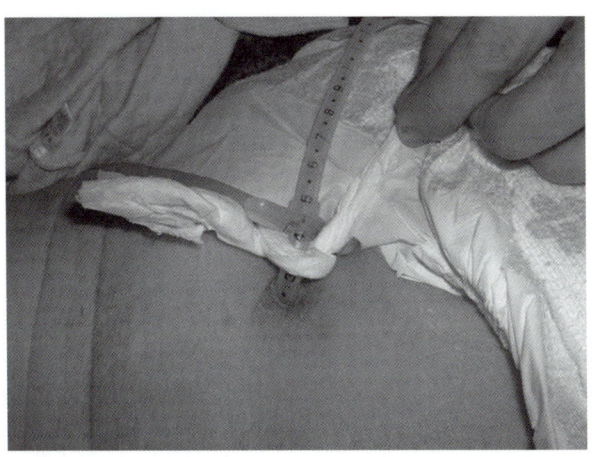

図1　外部ストッパーと皮膚の間に十分なゆとりをもたせ，その間にティッシュこよりを結んでおく．

内視鏡的交換
endoscopic catheter replacement

　胃瘻カテーテルを交換する際に内視鏡（経口内視鏡，経鼻内視鏡，経胃瘻カテーテル内視鏡）を併用する方法（図1）．

　内視鏡（経口内視鏡，経鼻内視鏡）を併用する重要な意義は，胃内腔側から胃瘻を観察し，安全に新しいカテーテルが再挿入されたことを確認する点にある．すなわち，胃瘻カテーテルが抜去され，腹腔側から再挿入された内部ストッパーが胃内に確実に留置されるプロセスをリアルタイムに観察できる．そして胃瘻周囲や後壁の粘膜障害（肉芽や潰瘍形成など）の有無も合わせて確認できる．また，古いカテーテル（特にバンパー型）を切断してスネア等を用いて内部ストッパーを回収する目的にも使われる（通常は経口内視鏡使用）．このメリットは抜去に伴う瘻孔の損傷や疼痛を低減することが期待できる点である．しかし，内視鏡を2回挿入しなければならないこと（スネアで把持しておいて新しいカテーテルが留

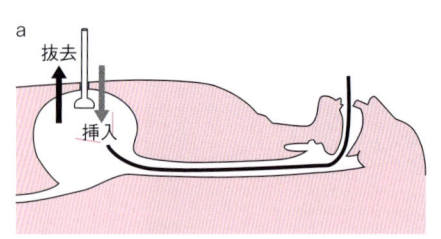

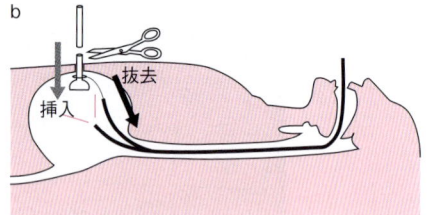

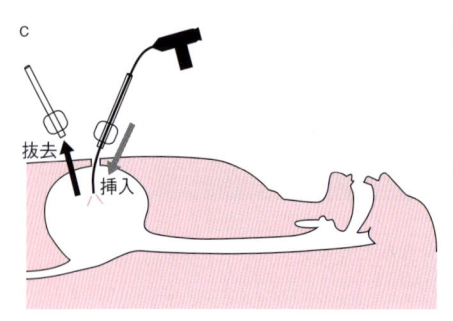

図1　内視鏡を用いた胃瘻カテーテル交換

a. 内視鏡（経口でも経鼻でも）観察下に，経皮的（用手的）交換を行う．
内視鏡は胃瘻カテーテルが経皮的に抜去，再挿入される過程と挿入後を観察する．

b. 内視鏡挿入下に古いカテーテルを切断してスネア等を用いて内部ストッパーを回収し，内視鏡観察下に新しいカテーテルを再挿入する．
内視鏡は胃瘻カテーテルの観察および回収の2つの目的に使用．

c. カテーテルを抜去後に，新しく挿入されるべきカテーテルを経胃瘻カテーテル内視鏡に通しておいて，内視鏡挿入に引き続きカテーテルが入っていく．
内視鏡は主に挿入ガイドとして使用（挿入後直視下観察を含めて）．

置されてから内視鏡を抜去すれば1回の内視鏡挿入で済む）や，回収の際に食道を損傷する可能性があることがデメリットとしてあげられる。

　内視鏡的交換は造設後初回交換で推奨される方法である。瘻孔形成の脆弱性が想定されるからである。もちろん抜去に伴う瘻孔損傷を避けたい場合も同様である。また，留置されている胃瘻カテーテルの種類，製品名が不明な場合（経皮的抜去ができない製品もある）や，前回交換時期が不明である場合（長期留置の内部ストッパーは変形，硬化が起こる）も，安全を期するために内視鏡的交換が望まれる。さらに，内視鏡の観察範囲は新旧の胃瘻カテーテルの内部観察のみならず，通常の上部消化管全体に及ぶため検診的意義も有する。

　一方，胃瘻患者は嚥下困難（認知症などでは嚥下拒否の場合も）が背景にあるため，経口（経鼻）内視鏡の挿入そのものにリスクがある場合がある。最近，経胃瘻カテーテル内視鏡（図2）が登場した。これは胃瘻から直接挿入する細い内視鏡（ファイバースコープ）で，挿入に伴う患者の苦痛はきわめて少ない。また光源が乾電池のため携行でき，施行場所を選ばない。この内視鏡をガイドとして新しい胃瘻カテーテルを挿入することも考えられている。もちろん挿入後の安全確認も直視下に行える。この方法に期待される点は，従来内視鏡的交換は病院等の内視鏡設備施設に患者搬送して行っていたのが，患者は移動せず生活エリアのベッドサイドで行えるようになることである。　　　　　　　＜髙塚 健太郎＞

➡カテーテル交換手技（64頁）

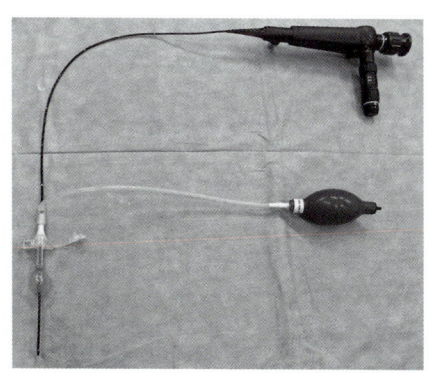

図2 経胃瘻カテーテル内視鏡

栄養アセスメント
nutritional assessment

　患者の栄養状態や栄養療法の効果を評価することを，栄養アセスメントと呼ぶ．主観的包括的栄養評価法（subjective global assessment：SGA）や客観的データ栄養評価法（objective data assessment：ODA），mini nutritional assessment（MNA）が，病歴や簡単な理学的所見から総合的に評価する方法として普及している．経皮内視鏡的胃瘻造設術（PEG）を行った患者の多くは経管栄養を受けていることが多いため，以下の3種類の方法で日常的に評価しなければならない．

量による評価

　静的栄養指標としての体重測定やBMI（body mass index），%標準体重（%IBW）は，蛋白質・エネルギー低栄養状態（PEM）を評価するのに有用であり，「重さ」，すなわち量を表している．皮下脂肪の厚さとして，上腕三頭筋部皮下脂肪厚（triceps skinfold thickness：TSF）が使われる理由は，上腕周囲長（arm circumference：AC）を同時に測定し，上腕筋囲（arm muscle circumference：AMC）や上腕筋面積（arm muscle area：AMA）を算出することで，除脂肪体重（lean body mass：LBM）が評価できるからである（図1）．臨床検査値としてはクレアチニン・身長係数（creatinine height index：CHI）が汎用され，60～80%まで低下すると中等度のPEMといえる．血清アルブミンは臓器蛋白質量を反映し，長期間の評価には適している．動的栄養指標としてのrapid turnover proteins（RTP）も量の評価であり，トランスサイレチン（transthyretin：TTR），レチノール結合蛋白（retinol binding protein：RBP），トランスフェリン（transferrin：TF）がよく使われる．尿中3-メチルヒスチジン（3-methylhistidine：3-MH）や窒素バランス（N-balance），アミノ酸分析は蛋白代謝の状態を評価するために使われる．間接熱量測定は，呼気ガスの分時酸素消費量（mL/分）と分時二酸化炭素産生量（mL/分），尿中窒素排泄量（g/日）から安静時消費熱量を求め，蛋白質と脂質の必要量を算出することで，要求状況という量を評価する方法である．末梢血リンパ球数（total lymphocyte count）も一定の液体に含まれる「数」であり，大きさによる評価といえる．同じ大きさの評価としては「長さ」もあり，歩ける距離や持ち上げる高さも長さを使った評価といえる．

速度による評価

　日常臨床で患者の活力を表現する時に，速度の表現がよく使われ，一定距離を

上腕三頭筋部皮下脂肪厚
(triceps skinfold thickness: TSF)

キャリパーで測定される皮下脂肪厚は TSF の 2 倍である

2×TSF

皮下脂肪

骨

筋肉

上腕筋面積
(arm muscle area: AMA)

上腕周囲長
(arm circumference: AC)

上腕筋囲
(arm muscle circumference: AMC)

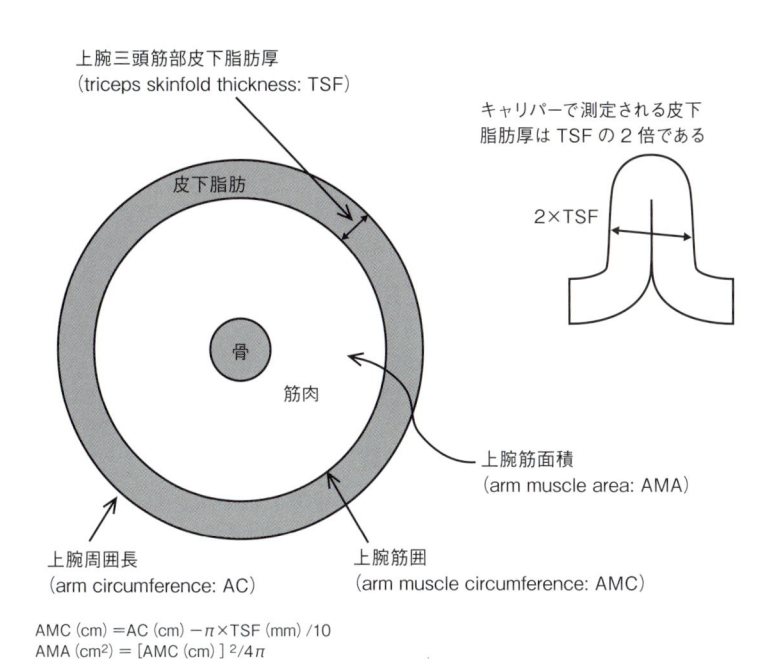

AMC (cm) ＝AC (cm) －π×TSF (mm) /10
AMA (cm^2) ＝ [AMC (cm)]^2/4π

図1　上腕の身体計測

歩くのにかかる時間（秒，分，時間）などがその人の活動性を表現する良い指標となる。

加速度による評価

　経験的に患者の活力を敏感に感じるのは，メリハリのある動き，滑舌の良い話し方や発音などである。これは，速かったり止まったり，速度の変化が明確なときに感じる活力で，加速度の変化を活力として評価している。加速度センサーを用いた評価法もあるが，日常臨床では，表情や話し方が評価に使用される。

〈鷲澤　尚宏〉

栄養サポートチーム
nutrition support team: NST

　栄養サポートチーム（nutrition support team: NST）は，完全静脈栄養法（TPN）の管理チームとして1970年に米国で始まったといわれる。専従・専任のメンバーを置き，裁量権を持って活動することが奨励されたが，1973年にBlackburnが栄養アセスメントの方法を確立し，全般的な栄養支援集団としての性格も持つこととなった。1980年代以降は経腸栄養や経口摂取への移行が有効であることが明らかとなり，これを推進するためのノウハウを身につけることが必須となった。

　わが国でも1970年代からTPN管理を行うNSTが存在しており，2001年に日本静脈経腸栄養学会がNSTプロジェクトを立ち上げてからは，わが国独特のスタイルを持ったチーム医療が普及した。東口が発案した持ち寄りパーティー方式（potluck party method: PPM）[36]を手本として全国展開したあと，栄養サポート記録などを置く部署を設け，中心となる職員（ディレクターなど）を明らかにすることで，多くの施設で兼任メンバーが自由に活動する環境を整備している。このスタイルはPPM-Ⅲと呼ばれ，2010年4月の診療報酬改定にともない，栄養サポートチーム加算が導入されたため，4職種（医師，管理栄養士，薬剤師，看護師）を専任とし，うち1名を専従とするPPM-Ⅲを導入する施設が増加した。しかし，救命救急センターや集中治療室，精神神経科病棟などは加算の対象とはなっていないため，今後の適用拡大が期待される。

　NSTの理想は，医師，管理栄養士，薬剤師，看護師，臨床検査技師，理学療法士，作業療法士，言語聴覚士，歯科衛生士など多職種で構成され，基本的に全ての診療科を対象とするため，急性期から慢性期まで全ての患者の標準的な栄養療法の普及を目的としている。NST稼働の軸となる活動は，NST回診，症例検討会の開催，コンサルテーション業務であるが，組織や栄養管理を行う医療職個人の認定業務を行っている日本栄養療法推進協議会は，稼動施設認定基準を示している（表1）。経皮内視鏡的胃瘻造設術（PEG）の適応となる症例の多くは経管栄養を目的としており，NSTのサポート対象となりうる。［文献36］　　　＜鷲澤 尚宏＞

表1 日本栄養療法推進協議会のNST稼動施設認定基準

1. 施設長の命によってNSTの活動・運営が施設内にて組織横断的に行われている。
2. NSTのチーム責任者が明確である。
3. チーム構成について，日本静脈経腸栄養学会NST稼動施設認定基準（医師〈必須〉および各種コメディカルのうち3種以上参加していること）。もしくは，日本病態栄養学会「栄養管理NST実施施設」認定規約（日本病態栄養学会会員資格を有する医師1名以上および病態栄養専門師1名以上）のいずれかを充たしていること。
4. 日本静脈経腸栄養学会から「NST稼動施設」として認定を受けていること。もしくは日本病態栄養学会から「栄養管理・NST実施施設」として認定を受けていること。
5. NSTスタッフは日本静脈経腸栄養学会認定の「NST専門療法士」もしくは日本病態栄養学会認定の「NSTコーディネーター」の資格を有することが望ましい。
6. 定期的な回診（ラウンド）および検討会（ミーティング）を実施している。
7. 症例や治療法，管理法に関する質問（コンサルテーション）に対応する機能を有している。
8. 対象患者に対する栄養評価などを行い，栄養障害あるいは栄養障害を来たす可能性が高い症例を抽出し，適切な栄養療法を実施している。
9. NST対象症例個々の栄養管理および指導内容が記録され保存されている。
10. 栄養療法および栄養管理に関する成績（データやアウトカム）を集積し，それを基に現行の実施方法を改善させる機能を有している。
11. 褥瘡チームや感染対策チームならびに，リハビリテーション部門などの他のチーム医療や部門とのコラボレーションがはかられている。
12. 食事に関して適切な指導・提言を実施している。

安静時エネルギー代謝量
resting energy expenditure: REE

　通常，個人の必要エネルギー量 TEE（total energy expenditure）を算出する場合，BEE（basal energy expenditure：基礎代謝量）が用いられる。

　一般的に BEE はハリス–ベネディクト（Harris-Benedict）の式〔男性 BEE ＝ 66.47 ＋ 13.75（Wt）＋ 5.0（Ht）－ 6.75（A），女性 BEE ＝ 655.1 ＋ 9.56（Wt）＋ 1.85（Ht）－ 4.68（A）〕（BEE：kcal/日，Wt：体重 kg，Ht：身長 cm，A：年齢）で求められ，TEE は，これに個人の状態に応じた活動係数，ストレス係数（傷害係数）を乗じることにより求められる。ここで重要なことは，ハリス–ベネディクトの式を元に求められる TEE はあくまで推定値であり，実際の必要量はこの推定値の ±10 ～ 15％ であるということである。より正確な必要量（BEE，TEE）を求めるには，間接熱量計（IC）という特殊な検査器械を用いる必要がある。IC は酸素消費量と二酸化炭素排出量から間接的にエネルギー消費量を測定するため，正確な BEE を求めるには，10 時間以上の絶食，仰臥位，覚醒状態，適切な温度・湿度環境下で，かつ心身ともにリラックスしたストレスのない状態で測定する必要がある。さらに IC は器械も高価であることから，どこの施設でも一般的に行える検査ではない。したがって臨床の現場では推定式による BEE や TEE の算出が汎用されている。

　REE（resting energy expenditure：安静時エネルギー代謝量）とは，IC によって測定された安静時消費熱量のことである。REE も BEE も，ともに IC によって測定されるが，大きな違いは，REE は測定条件が緩いということである。ベッド上での安静，仰臥位は要求されるが，BEE のような身体的，精神的ストレスや，体温，環境についての制約がない。そのため，代謝に影響を及ぼすこれらの因子が加味された値であることに留意する必要がある。さらに，REE には食事によって誘発される熱量産生（DIT）が加わることも大きな違いである。REE は IC を用いて測定する必要があるが，実際の必要量にきわめて近い値が求められるため，重症症例や有合併症症例等厳密な栄養管理が必要な症例には有用な指標となる。

　　　　　　　　　　　　　　　　　　　　　　　　　　　　＜大谷　順＞

➡ハリス–ベネディクトの式（98 頁）

簡易懸濁法
simple suspension method

　簡易懸濁法は，経鼻胃管，胃瘻，腸瘻から薬剤を安全で有用に投与する方法として，倉田により考案された経管投与法である．嚥下障害があっても経口で服薬する際にも活用される．投与時に錠剤やカプセル剤をそのまま約55℃の温湯に入れて崩壊懸濁させる．ポットの湯：水を2：1で入れると約55℃になる．崩壊時間は最長10分までとする．経管投与の場合，錠剤のままチューブに注入することはできない．そのため従来は，錠剤粉砕が慣例的に行われていた．錠剤粉砕やカプセル開封（脱カプセル）によって起こる問題（安定性の損失，体内動態の変化，薬剤投与量のロス，チューブの閉塞など）を回避する経管投与法が，簡易懸濁法である．1996年には調剤指針に掲載された．

　簡易懸濁法可能医薬品の一覧は，「内服薬経管投与ハンドブック」[37]に掲載されている．簡易懸濁法と錠剤粉砕の比較を表1に示す．現在，簡易懸濁法は全国の多くの病院・施設で導入されている．NST活動の一つとして簡易懸濁法を導入した結果，職種間の意見交換が活発になり，理解が深まったとの意見も多い．［文献37］

＜倉田　なおみ＞

表1　調剤時の問題に対する粉砕法と簡易懸濁法との比較

	調剤時の問題点		粉砕法 粉砕 カプセル開封	簡易懸濁法 錠剤のまま カプセルのまま	簡易懸濁法 コーディング破壊 カプセル開封
1	安定性	1-1 光・温度・湿度の影響	×	○	△
		1-2 色調変化	×	○	△
2	薬物動態，薬効・副作用	2-1 腸溶性，徐放性の破壊[*1]	×	△[*2] or △[*3]	×
		2-2 吸収・バイオアベイラビリティの変化[*1]	×	△	×
3	感覚器への影響	3-1 味，臭いの影響[*4]	○	○	○
		3-2 刺激感，しびれ感，収斂性[*4]	○	○	○
4	調剤上の問題	4-1 粉砕，分割分包によるロス	×	○	△
		4-2 混和，混合による配合変化	×	△	△
		4-3 他患者へのコンタミネーション	×	○	○
5	調剤者への影響	接触，吸入による健康被害	×	○	△
6	調剤業務	6-1 煩雑化	×	○	△
		6-2 調剤時間増大	×	○	△

×：問題あり　○：問題なし　△：多少問題あり

＊1：インタビューフォーム調査により，可能性のある薬品を除外することで回避可能．
＊2：マルチプルユニットの製剤．　＊3：シングルユニットの製剤．
＊4：経管投与なら影響はないが，経口投与なら注意を用いる．

間欠投与，持続投与
intermittent (enteral) feeding, continuous (enteral) feeding

　薬物を連続的に投与する持続投与に対し，ある投与間隔を設けて反復投与する方法を間欠投与という．経管栄養において持続投与とは，24時間連続で，経腸栄養ポンプの使用により一定の比較的低速度で，主に胃，十二指腸，空腸に栄養剤などを投与することをいう．間欠投与とは，1日3～4回に分けて，200～400 mL/時の速さで主に胃に投与することをいう．

　PEGなどの胃瘻からはどちらの方法でも投与可能であるが，一般的には食事摂取のように生理的で，看護や介護の負担が少ないとされる間欠投与が行われる．一方で，間欠投与は持続投与と比べて合併症の頻度が高いとされており，胃食道逆流や腹部膨満，腹痛，下痢，ダンピング症候群などの合併症発症時，あるいは食道裂孔ヘルニアの存在，亀背，胃切除術後，長期の絶食などといった合併症発症のリスクが高い時には持続投与を行う．また，十二指腸内投与であるPED（percutaneous endoscopic duodenostomy），空腸内投与であるPEGJ（percutaneous endoscopic gastrostomy jejunal tubing）などでは持続投与が原則である．しかし，症例によっては徐々に投与速度を上げることにより，間欠投与が可能な場合もある．［文献38-40］

<松本 昌美，森安 博人，中谷 吉宏>

経腸栄養剤
enteral formulation

　PEG, 経鼻胃管, 腸瘻などから注入して用いる栄養剤を総称して経腸栄養剤と呼ぶ。経管栄養剤と呼ばれることもある。経口から飲用可能な栄養剤も多い。非常に多くの種類の経腸栄養剤が販売されている。組成の違いによる分類および医療保険制度上の分類がある。

組成の違いによる分類
①濃厚流動食　②半消化態栄養剤　③消化態栄養剤　④成分栄養剤
蛋白質の分解の程度で分類されている（**表1**）。最も汎用されているのは半消化態栄養剤である。成分栄養剤や消化態栄養剤は蛋白質がアミノ酸やペプチドまで分解され吸収しやすい栄養剤であるが, 味や香りが良くなくそのまま経口摂取するのは難しい。

医療保険制度上の分類
①医薬品　②食品
処方箋を出し薬として処方するか, 食事として提供するかという違いである。半消化態栄養剤は医薬品に分類される製品も食品に分類される製品も販売されている。消化態栄養剤や成分栄養剤はほとんどが医薬品である（**表2**）。

　様々な種類の経腸栄養剤が利用できる現状では, その特徴を十分に理解した上で, 使い分けることが重要である。［文献41］　　　　　＜峯 真司, 比企 直樹＞

➡高濃度経腸栄養剤（84頁）　➡疾患・病態別栄養剤（88頁）　➡濃厚流動食（94頁）

表1　経腸栄養剤の組成の違いによる分類

分類	窒素源	脂肪成分	浸透圧
濃厚流動食	蛋白	比較的多い	高い
半消化態栄養剤	蛋白, ペプチド	比較的多い	比較的低い
消化態栄養剤	アミノ酸, ペプチド	少ない	高い
成分栄養剤	アミノ酸	きわめて少ない	高い

表2　経腸栄養剤の医療保険制度上の分類

分類	法律	料金	商品名
医薬品経腸栄養剤	薬事法	入院では3割（出来高払い）または包括, 外来では3割負担	エンシュア®, ラコール®, エレンタール® など
食品経腸栄養剤	食糧管理法	入院では食費から, 外来では全額自費	その他のほとんどの経腸栄養剤

高濃度経腸栄養剤
high concentration liquid formula

　高濃度経腸栄養剤とは文字通り濃度が高い経腸栄養剤のことであるが，その濃度については厳密な規定はない．広義には標準的経腸栄養剤（1.0 kcal/mL）より高濃度のものを指すが，狭義には明らかに高濃度（1.5 kcal/mL 以上）で長期間にわたり当該製品のみで経腸栄養管理をしても栄養障害の生じないものを指す．
　高濃度経腸栄養剤は，以下のような症例に用いられる．
①投与量や投与回数を減らしたい．
②投与量は同じで投与エネルギーを増やしたい．
③水分量を制限したい．
④投与時間やベッドのギャッジアップ時間を短縮したい．
⑤食思不振や痛みによる経口摂取の不足を経口で補いたい．
　高濃度経腸栄養剤の投与に際し注意すべき点は，以下の通りである．
①水分含有量が少ない：標準的経腸栄養剤（1 kcal/mL）の水分含有量が83〜86％であるのに対し，高濃度経腸栄養剤のそれは1.5 kcal/mLのもので74〜79％，2.0 kcal/mLのもので69〜70％である（表1）．
②浸透圧が比較的高いため，下痢などの消化器症状が出やすい．
③製品によってはNa，Kの含有量が少ない傾向がある．
④製品の安定性が比較的低い（加水や低温時に沈殿しやすい傾向）．

＜松村 雅彦＞

表1　代表的な高濃度経腸栄養剤

区分	濃度（kcal/mL）	水分含有量（％）	商品名（販売会社）
医薬品	1.5	77.5	エンシュア®・H（アボットジャパン）
食品	1.5	76.8, 76.5	明治メイバランス®1.5（明治），アイソカル®・プラス（ネスレ日本）
	1.6	75.2〜76.3	テルミール®ミニ（テルモ），笑顔倶楽部®（旭化成ファーマ），ファインケア®（キユーピー）
	2.0	69.0, 70.0	サンエット®2.0（三和化学），テルミール®2.0α（テルモ）

呼吸商
respiratory quotient: RQ

　生体は栄養素を燃焼させてエネルギーを得る。栄養素を燃焼させるには酸素（O_2）が必要で、燃焼させると二酸化炭素（CO_2）が発生する。呼吸商（respiratory quotient: RQ）とは、生体内で栄養素が燃焼しエネルギーが産生される際の O_2 消費量に対する CO_2 排出量の体積比のことである。呼吸率、呼吸係数とも呼ばれ、次式で表される。

$$RQ = 単位時間当たりの CO_2 排出量 \div 単位時間当たりの O_2 消費量$$

　燃焼させる栄養素の種類によってRQは異なり、通常の代謝状態では炭水化物（糖質）は約1.0、脂質は約0.7、蛋白質は約0.8である（表1）。

　RQの測定には間接熱量計が用いられる。RQの測定は、栄養素の利用状況の評価や代謝異常の評価に有用である。RQが1.0に近い時は主として糖質が利用されてエネルギーが産生されていると考えられ、RQが1.0以上の時は脂肪合成が行われていることが、0.7以下の時はケトン体産生（ケトーシス）状態にあることが推察される（表1）。

　慢性閉塞性肺疾患（chronic obstructive pulmonary disease: COPD）の患者では、RQを利用した栄養療法・栄養管理が行われる。COPD患者は血中の CO_2 濃度が高く、エネルギー産生において CO_2 排出量をできるだけ少なくする必要がある。そこで、CO_2 排出量が少ない脂質を中心とした栄養補給が推奨されている。PEG施行COPD患者では脂質が50%以上の呼吸不全用経腸栄養剤（プルモケア・EX®など）が用いられる。

<松村 雅彦>

表1　呼吸商（RQ）の相違

		RQ
栄養素の種類	炭水化物（糖質）	約1.0
	脂質	約0.7
	蛋白質	約0.8
代謝状態	脂肪合成	>1.0～8.0
	ケトーシス	<0.7

在宅中心静脈栄養法
home parenteral nutrition: HPN

在宅成分（経腸）栄養法
home enteral nutrition: HEN

　経口的な栄養摂取ができない在宅患者に対して行われる治療法で，中心静脈的に栄養を投与するものを在宅中心静脈栄養法（home parenteral nutrition: HPN），胃瘻・腸瘻・経鼻胃管等を利用し経腸的に栄養を投与する方法を在宅経腸栄養法（home enteral nutrition: HEN）と，また，在宅経腸栄養に際し成分栄養剤または消化態栄養剤を使用した場合，在宅成分栄養経管栄養法と呼ぶ。ここでいう在宅とは，狭義の在宅（患者の自宅）だけではなく，特別養護老人ホーム・グループホームなどを含む非医療機関としての広義の在宅である。中心静脈栄養，経腸栄養とも，適応や使用する器具，投与方法は，在宅で行う場合も病院内で行われる方法と技術的な違いはないが，在宅医療と入院医療の診療報酬上の違いに注意が必要である。

　HPNでは無菌調剤された高カロリー輸液を，専用の点滴セットにつなぎ，点滴ポンプを用いて投与する。投与経路はポートなどの長期留置型のルートを確保することが多い。患者は外来通院または訪問診療で物品の供給や高カロリー輸液の処方を受けるが，高カロリー輸液の調整は無菌調剤に対応できる調剤薬局が限られているため，在宅移行にあたってはこうした薬局を確保する必要がある。また，ビタミンや微量元素を容易に混注することができる既成の製剤を使用することもある。在宅中心静脈栄養法指導管理料を請求できる。

　HENは，摂食嚥下障害の患者で胃瘻・腸瘻などの長期留置のルートを用いて行うほか，短腸症候群や炎症性腸疾患では，経鼻胃管を夜間だけ自己挿入し，ポンプを用いて栄養剤を投与することもある。一般に在宅では「食品」に分類される濃厚流動食ではなく，「医薬品」に分類される栄養剤（処方箋が必要な栄養剤）が使われることが多い。なお，(表1)に示すように，在宅医療では使用する栄養剤の種類によって受けることができる診療報酬が変わることに注意が必要である。

〈吉野　浩之，小川　哲史〉

表1 在宅経腸栄養における診療報酬

	濃厚流動食 (メイバランス®, CZ-Hi® など) 半消化態栄養剤 (エンシュアリキッド®, ラコール® など)	消化態・成分栄養剤 (ツインライン®, エレンタール® など)
在宅療養指導管理料	在宅寝たきり患者処置指導管理料 (1,050点/月)	在宅成分栄養経管栄養法指導管理料 (2,500点/月)
注入ポンプ加算	算定不可	注入ポンプ加算 (1,000点/月)
ボトル・チューブ・その他消耗品	算定不可	在宅成分栄養経管栄養法用栄養管セット加算 (2,000点/月)

疾患・病態別栄養剤
disease-specific enteral formula

　特定の疾患や病態の改善を目的に特殊栄養素が強化あるいは含有された栄養剤を示す．現在，病態別栄養剤としては食品として扱われる経腸栄養剤が主であり，病態別経腸栄養剤と呼ばれ，市販されている．各特殊栄養素とそれらの臨床効果を表1に示す．各疾患・病態に有効とされ，特定の臨床効果が確認されている特殊栄養素が複数強化・配合されている．現時点では，肝疾患，腎疾患，糖尿病，周術期，呼吸器疾患，末期癌などを対象にした病態別経腸栄養剤が市販されている（表2）．

　各病態別では，周術期の術後感染性合併症予防に対する免疫賦活経腸栄養剤と，呼吸不全を合併したICU患者に対する経腸栄養剤の効果は，前向き無作為臨床試験により確認されているが，その他の栄養剤の効果に関してはエビデンスレベルが低いものが多い．栄養素の種類や組み合わせ，含有量，投与量・投与法が異なることから，直接的な臨床効果が認められる経腸栄養剤は現在のところ比較的少ない．

＜櫻井 洋一＞

表1　各特殊栄養素とその臨床効果

特殊栄養素	臨床効果
グルタミン	腸管粘膜バリア維持，免疫賦活作用
アルギニン	蛋白代謝改善，創傷治癒促進
n-3系脂肪酸	侵襲反応の軽減・免疫反応抑制の軽減
核酸・抗酸化物質	細胞性免疫賦活，腸管組織・機能の維持
プロバイオティクス	腸内の有害細菌増殖の抑制
プレバイオティクス	便性の改善，腸管粘膜の維持
シンバイオティクス（プロバイオティクスとプレバイオティクスを混合した物）	高度侵襲手術後合併症予防
ホエイ蛋白質／ホエイペプチド	肝臓Kupffer細胞からのサイトカイン分泌抑制
MUFA（一価不飽和脂肪酸）	長期投与にて脂質代謝改善，血糖値の低下
パラチノース	腸管からの糖質吸収の抑制
β水酸化βメチル酪酸（HMB）	創傷治癒促進，蛋白代謝改善

表2　市販されている病態別経腸栄養剤

対象疾患	臨床効果	病態別経腸栄養剤
肝疾患	肝不全予防	ヘパンED®, アミノレバンEN®
腎疾患	腎機能改善	リーナレン®, レナウェル®
外科侵襲後（周術期）	免疫賦活による合併症予防	インパクト®, アノム®
糖尿病	血糖値の低下	グルセルナ®, インスロー®, タピオン®
慢性閉塞性呼吸器疾患	血中 CO_2 の低下	プルモケア®
呼吸器合併症を有する重症患者	呼吸器合併症の改善	オキシーパ®
末期癌	栄養状態維持	プロシュア®
褥瘡	創傷治癒促進	アバンド®

消化管運動機能改善薬
prokinetic agent

　食道，胃，小腸，大腸などの消化管の蠕動運動を刺激する薬剤で，主に作用機序などから5種類に分類される（表1）。いずれも自律神経の受容体やセロトニン受容体，モチリンなどの消化管ホルモンの受容体に作用し，消化管運動を促進する。漢方薬の六君子湯は上部消化管機能異常に起因する食欲不振，上腹部不快感，胃のもたれ感など上腹部愁訴（dysmotility-like dyspepsia）を改善することが前向き無作為臨床試験にて確認されている。

　胸やけ，胃のもたれ感，便秘などの消化器症状や潰瘍を伴わない消化不良（non-ulcer dyspepsia: NUD）などは，消化管運動機能障害が原因の一つであるとされる。胸やけは胃食道逆流症（gastroesophageal reflux disease: GERD）が原因となって起こるとされる。GERDは下部食道括約筋の機能低下，食道裂孔ヘルニア，胃酸分泌の過剰，食道の知覚過敏などが原因となっていると考えられるが，精神的ストレスなどによる消化管運動機能障害もGERDの原因となっているともいわれている。したがって胃酸分泌抑制薬だけでなく，消化管運動機能改善薬も有効である場合もある。

　また，PEGなどを用いた経腸栄養投与を施行する際に，消化管運動機能改善薬が有用なこともある。経腸栄養施行中の消化管運動機能改善薬の臨床効果として，①胃排泄（gastric emptying）時間の短縮，②小腸内容通過の促進，③便秘の改善，などをもたらす。PEGなど胃アクセスによる経腸栄養施行中に本薬を使用すると，胃排泄時間の短縮により胃内容の停滞を防止し，逆流による誤嚥を防止する。一方，本薬の併用は小腸の蠕動亢進による下痢や腹痛を来たす可能性もあるので，適応を慎重に検討した上で使用する。したがってPEGなどを用いた経腸栄養投与を施行する際，消化管運動機能改善薬は上記のような消化管に関連した合併症を防止する目的で併用するのが望ましいとされる。

<櫻井　洋一>

表1 消化管運動機能改善薬の種類

種類	薬剤	作用機序の説明
オピオイド受容体作動薬	トリメブチンマレイン酸塩（セレキノン®）	オピオイドμ, κ受容体に作用し，神経伝達物質の遊離を抑制する
ドパミンD_2受容体拮抗薬	メトクロプラミド（プリンペラン®） ドンペリドン（ナウゼリン®）	ドパミンの副交感神経からのアセチルコリンの分泌抑制作用を解除する
セロトニン受容体作動薬	モサプリド（ガスモチン®）	5-HT$_{1, 3, 4}$受容体に作用し，5-HT$_1$を抑制し，5-HT$_4$を刺激することにより作用する
モチリン受容体作動薬	エリスロマイシン	消化管運動を促進する作用のあるモチリンの受容体に作用することにより効果を発揮する
漢方薬	六君子湯 半夏瀉心湯 大建中湯	不明

食物繊維
dietary fiber

食物繊維とは

　食物繊維の定義や分類は国際的には一致していない．日本では「人間の消化酵素によって消化されない，食物に含まれている難消化性成分の総称である」と定義され，植物性由来のみならず動物性由来や難消化性人工合成物を含む広い範囲を包括している．一方，米国穀物学会の定義では，植物性由来で発酵性がある難消化性成分と定義している．

　食物繊維は，難消化性であるため消化吸収されずに大腸に到達し，一部はそこで腸内細菌の発酵基質となり，腸内細菌叢を正常化する．また発酵で分解されなかった食物繊維は，糞塊を構成し便秘の発生を抑制する．

　日本人の食事摂取基準の目標量は，男性 20 g，女性 17 g である．

　不溶性食物繊維（insoluble dietary fiber）：セルロース，ヘミセルロース，リグニン，寒天など保水性が高いものが多い．そのため水分を吸収して大きくふくらみ，排便量，回数を増加させ，蠕動運動を亢進し，腸内停留時間を短縮する．また繊維自体に水分を含むことにより便を柔らかくし便秘を改善する．

　水溶性食物繊維（soluble dietary fiber）：水溶性食物繊維には，粘性の高いものや，吸着性の高いもの，発酵性の高いものがある．

　発酵性食物繊維（fermentable dietary fiber）：発酵性の高いもの（ペクチンやグアーガムなど）は，大腸で直接ビフィズス菌，乳酸菌等によって選択的に資化し，大腸内で短鎖脂肪酸を生成する．短鎖脂肪酸は大腸粘膜細胞の主要なエネルギー源になると同時に，*Bifidobacterium* 優位の腸内細菌叢を誘導し，バクテリアル・トランスロケーション（bacterial translocation）を予防する．

食物繊維含有の経腸栄養剤

　従来，経管栄養時のチューブの閉塞の問題と腸管の安静が有益であるというコンセプトから経腸栄養剤に食物繊維は含まれなかったが，胃瘻の普及と食物繊維のプレバイオティクス（prebiotics）としての生物学的効果が明らかとなり，今日では多くの経腸栄養剤に食物繊維が含まれるようになった．しかしながら，どの食物繊維がどのような病態で有効であるか，長期的にはどうか，さらにどの食物繊維（prebiotics）とプロバイオティクス（probiotics）の組み合わせがよいかなど，検証すべき課題も多い．

〈合田 文則〉

低残渣食
low residue diet: LRD

　低残渣食とは，食物中の繊維成分を制限することで，消化管内の残渣つまり糞便量を減少させる食事である．低残渣食の制限する繊維量に明確な基準はない．施設により様々で，1日の食事中の繊維量は2g以下から約10gのものまで，また不溶性食物繊維のみを制限した低残渣食もある．さらに，低残渣食では繊維成分の制限以外にも消化管に負担をかける脂肪や発酵食品，強い刺激物や極端な冷物なども除外されることが多い．日本外科代謝栄養学会では，低残渣食を「自然食ミキサー食と成分栄養剤との中間的なもので，糞便中の残渣を減少させる経腸栄養剤．糖質としてデキストリン，窒素源としてカゼイン，脂肪として乳化中性脂肪などを用い，電解質，ビタミンを含む経腸栄養剤（食）．」と定義している．

　臨床の現場では低残渣食と半消化態栄養剤を混同していることも多い．これは今まで市販されてきた多くの半消化態栄養剤が食物繊維を含まない低残渣食であったためであるが，近年，食物繊維を多く含む半消化態栄養剤が市販されているため，その適応と使用には注意を要する．

　低残渣食の一般的な適応としては，吸収不良症候群や重篤な下痢の症例，また大腸の手術前後や検査前に用いられることもある．［文献42, 43］

<山本 淳子，小川 哲史>

濃厚流動食
high density liquid diet

　単位重量あたりのエネルギー量を，1 kcal/mL 以上の高濃度に調整した粉末または液体の栄養剤。経腸栄養剤は，天然の食品素材を調整した自然食品流動食と，食品素材を人工的に処理，合成して作られた人工濃厚流動食とに大別される（表1）。

　自然食品流動食には，普通食流動食と天然濃厚流動食がある。

　普通食流動食：重湯，牛乳，スープ，果汁など。

　天然濃厚流動食：自然食品をベースに，水分量を減らして 1 kcal/mL 以上の高濃度に調整し，他の栄養剤を添加して作られた流動食。

　人工濃厚流動食は，窒素源の違いや消化の必要性などから，半消化態栄養剤，消化態栄養剤，成分栄養剤に分類される。さらに，水分制限が必要な際には 1.5 kcal/mL 以上の高濃度栄養剤や，糖代謝異常，肝不全，腎不全，他の特殊な病態に応じた病態別経腸栄養剤がある。

　半消化態栄養剤：自然食品を人工的に処理して作られ，蛋白水解物を主な窒素源とする。一定の消化機能が必要。

　消化態栄養剤：窒素源はトリペプチド，またはジペプチドにまで分解されており，ビタミン，ミネラルなど必要な栄養素がほぼ配合されている。

　成分栄養剤：アミノ酸を主な窒素源とし，すべての栄養素が最小単位にまで分解されており消化を必要としない。長期使用では脂肪乳剤を補う必要がある。

<吉野 すみ>

表1　濃厚流動食・栄養剤の比較

		天然濃厚流動食	人工濃厚流動食		
			半消化態栄養剤	消化態栄養剤	成分栄養剤
三大栄養素	窒素源	大豆蛋白，乳蛋白等	蛋白水解物 ペプチド	トリペプチド ジペプチド	アミノ酸
	糖質	でんぷん・はちみつ等	デキストリン	デキストリン	デキストリン
	脂肪	多い	比較的多い	少ない	極めて少ない
繊維成分		あり	添加したものもあり	なし	なし
	残渣	多い	少ない	極めて少ない	極めて少ない
	溶解性	不良	比較的良好	良好	良好
	味	良好	比較的良好	不良	不良
区分		食品	食品，医薬品	食品，医薬品	医薬品

バクテリアル・トランスロケーション
bacterial translocation: BT

　腸管内腔は栄養成分だけではなく，食事とともに入ってくるアレルゲンや細菌などの微生物が絶え間なく通過していく。そのため腸管は，消化・吸収の場であるだけではなく，外界と体腔とを隔てるバリアとしても働き，生命を維持するうえで極めて重要な役割を持っている。このバリア機能を支えるのが腸管粘膜下に存在する gut-associated lymphoid tissue（GALT）というリンパ装置で，飢餓時，化学療法時，ストレス時，また TPN 管理中で長期間絶食時などに消化管粘膜が萎縮して，それに伴い GALT の機能も低下することがわかってきた。その結果，腸粘膜の透過性が亢進し，腸管内の細菌や，それらが産生するエンドトキシンなどの毒素が腸間膜リンパ節，肝臓，脾臓，全身の血中に移行する現象をバクテリアル・トランスロケーション（bacterial translocation: BT）と呼び，systemic inflammatory response syndrome（SIRS）や感染源不明の敗血症や多臓器不全の原因となりうる状態として注目されている。1970 年代後半から提唱されてきているが，その背景には医学の進歩に伴う ICU での重症症例増加がある。重症症例の死因の多くが敗血症による多臓器不全だが，その原因の一つとして BT が注目されている。

　BT 発生の大きな要因に腸管粘膜の萎縮があるが，絶食はこれを惹起・助長することから，BT 予防の観点からも腸管はできるだけ休めずに侵襲後早期に利用する，たとえ不完全であってもグルタミンや水溶性食物繊維など腸管粘膜や GALT のエネルギー源になる栄養素を投与する，という考えが，早期経腸栄養法という概念で普及しつつある。腸管を利用することのメリットは，生理的であることはもとより，利用することにより腸管粘膜の完全な状態（integrity）が保たれ，GALT の機能を維持することにより，結果的に BT を予防できるという大きな意味を持つといえる。

<大谷　順>

半固形化栄養剤
semi-solid diet

　粘度をもたせた栄養剤を指す。ゲル化，半固形化，固形化は同義語として使用されている。一般には，栄養剤に寒天や増粘剤などを加えて粘度を増強したり，製品化されたものもある。半固形化栄養剤は，寒天，ゼラチンなどのゲル化剤を使用したもの，トロメリン®，トロミアップ®などのとろみ剤を使用したもの，ハイネゼリー®などの市販製剤，ミキサー食に分けられる（**表1**）。

　胃瘻カテーテルからの栄養剤の注入に際しては，多くの施設で液体の栄養剤が投与されているが，なかには胃から食道へ栄養剤が逆流し肺炎を起こしたり，胃から十二指腸への排泄が早すぎて下痢になったり，瘻孔から栄養剤が漏れてしまう場合があり，そういった症例に半固形化栄養剤を用いると効果があるとされる（**図1**）。栄養剤の粘度によっては液体に近いものから固体に近いものまで様々であり，期待したような効果が得られない場合があるため，半固形化栄養剤のさらなる分類が必要であろう。

　半固形化栄養剤の有効性については，投与された後の消化・吸収の点や，消化管運動などについて，現在検討がなされているところである。　　　＜西口　幸雄＞

表1　半固形化栄養剤

1. ゲル化剤（寒天，ゼラチン，ペクチン，カラギナンなど）[*1]を用いたもの
2. とろみ剤（増粘剤）[*2]を用いたもの
3. 市販製剤
　　ハイネゼリー®，テルミール®PGソフト，メディエフ®プッシュケア など。
4. ミキサー食

[*1]：寒天，イージーゲル®，REF-P1®
[*2]：ムースアップ®，トロメリン®顆粒，トロミアップ®，スルーソフト®S，スカイスルー®，ソフティア®，つるりんこ®，トロメリン®Hi

2. PEG 各論

```
栄養剤半固形化 → 胃食道逆流が減少
                    ↓         ↓
           嚥下性呼吸器感染症の減少  一度に注入ができる
                         ↓         ↓
                    介護者の負担が軽減  座位保持が不要
                                        ↓
栄養剤胃内停滞時間延長                  体位変換の継続
        ↓              ↓                ↓
   下痢の予防    瘻孔からの栄養剤      褥瘡悪化の予防
                 リークの改善
```

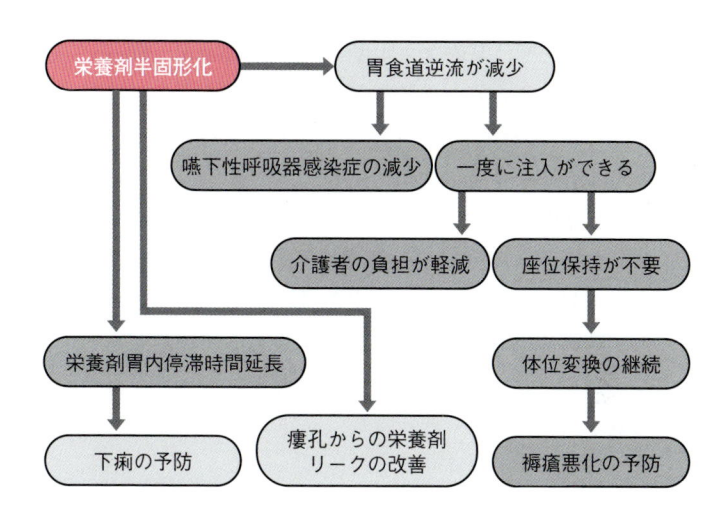

図1 半固形化栄養剤の特徴
(蟹江治郎:栄養剤の固形化. 胃ろうと栄養. 曽和融生ほか編. 東京, PEG ドクターズネットワーク, 2006, p144-145 より引用)

ハリス - ベネディクトの式
Harris-Benedict Equation

　J. Arthur Harris と Francis G. Benedict が，1918 年に「人の基礎代謝量を推定する式」として発表した[44]。基礎エネルギー代謝量（basal energy expenditure: BEE）を算出するために用いられる数式（**表1**）。

　BEE は生存に最低限必要なエネルギー量であり，実際に必要とするエネルギーを算出するためには活動係数（activity factor）と傷害係数（injury factor）（ストレス係数）を乗じて算出する[45]。

＊総エネルギー必要量＝ BEE× 活動係数 × 傷害係数

　もともと欧米人を対象として作られた計算式であるため，これを日本人に当てはめた場合には実際の値よりもやや高めに算出される可能性がある。この式を用いて投与エネルギーを決定する場合には，過剰となる可能性があることに注意が必要である。［文献 44, 45］

　　　　　　　　　　　　　　　　　　　　　　　　　　　　＜井上 善文＞

表1　ハリス - ベネディクトの式

男性：BEE ＝ 66.4730 ＋ 13.7516w ＋ 5.0033h － 6.7550a
女性：BEE ＝ 655.0955 ＋ 9.5634w ＋ 1.8496h － 4.6756a
w：体重（kg），h：身長（cm），a：年齢（歳）
体重が 25 〜 124.9 kg，身長が 151 〜 200 cm，年齢が 21 〜 70 歳の症例のために作成されたもの。

活動係数
　ベッド上安静　　　1.2
　ベッド以外での活動あり　1.3
傷害係数（ストレス係数）
　小手術　1.20
　骨折を伴う外傷　1.35
　重症敗血症　1.60
　広範囲熱傷　2.10

（Long Cl et al: JPEN 3: 452-456, 1979）[45]

微量元素
trace element

　微量元素とは，生命維持に不可欠だが生体内の存在量が鉄よりも少ない（1 mg/kg 以下の）元素をさす．鉄，亜鉛，銅，セレン，ヨウ素（ヨード），マンガン，モリブデン，クロム，コバルトがこれにあたる．

　中心静脈栄養を長期間行っている患者では，微量元素製剤の投与は必須である．また，経口摂取が不十分な患者，消化吸収障害のある患者，重症の下痢や消化管瘻などの病的な消化液喪失が多い患者では，経腸栄養を行っている場合でも微量元素欠乏が問題となる（表1）[46]．

　亜鉛，銅は，高位腸瘻やイレウスなどで腸液をドレナージしている症例で欠乏症を起こしやすい．また，亜鉛は主に十二指腸から空腸上部で吸収されるため，PEGJ，チューブ腸瘻から栄養を投与されている患者は亜鉛欠乏を来たしやすい．亜鉛は創傷治癒に関与し，クローン病や褥瘡保有患者，周術期では必要量が増加している．セレン欠乏は稀ではあるが，心筋障害などの致死的な合併症を起こすので注意を要する[47]．

　長期栄養管理中はこれらの血清値を測定し，必要に応じて速やかに補充する．

［文献 46, 47］　　　　　　　　　　　　　　　　　　　　　　　＜曹 英樹＞

表1　微量元素欠乏症・過剰症

微量元素	欠乏症	過剰症
鉄（Fe）	貧血，免疫能低下	ヘモクロマトーシス
亜鉛（Zn）	皮疹，口内炎，舌炎，脱毛，創傷治癒遅延，成長障害，味覚異常，免疫能低下	悪心，嘔吐，発熱，貧血
銅（Cu）	白血球減少，貧血，骨粗鬆症	溶血性貧血，肝障害，腎障害
セレン（Se）	筋肉痛，心筋症，爪床部白色変化	脱毛，爪脆弱化，胃腸障害，皮疹
マンガン（Mn）	発育障害，毛髪赤色化，成長障害，血液凝固能低下	錐体外路症状，頭痛，無力症，疲労感，食欲不振
ヨウ素（I）	甲状腺腫，クレチン症	甲状腺腫，甲状腺機能低下症
クロム（Cr）	耐糖能異常，体重減少，末梢神経障害，高脂血症	成長障害，肝障害，腎障害
コバルト（Co）	悪性貧血	甲状腺腫，胃腸障害
モリブデン（Mo）	頻脈，多呼吸，視野暗点，嗜眠，夜盲症，昏睡	尿酸値異常，痛風腰関節痛

ファーラー位
Fowler's position

　ファーラー位（Fowler's position）とは，上半身を45度くらいに起こした体位をいう．手術後の回復期，呼吸困難，胸水貯留，腹水穿刺などの処置時にとることが多い．ファーラー位は，ベッドの背上げをしたり，背部にクッションを置くなどして体位を保つ．上半身を15～30度くらいに起こした体位は，セミファーラー位という．G. R. Fowler は米国の外科医（1848～1906年）．

　経腸栄養剤を注入する時は，逆流や誤嚥を防ぐ目的でファーラー位をとるが，この体位をとったからといって必ずしも逆流や誤嚥を回避できるとは限らない．

<松原 康美>

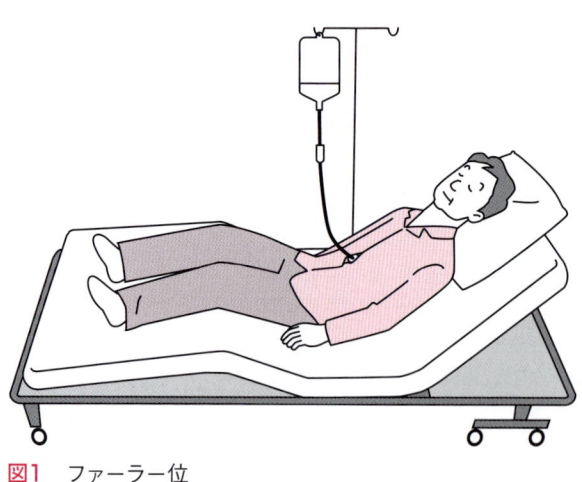

図1 ファーラー位

RTH製剤
ready-to-hang bagged formula

　経腸栄養の容器は，紙パック，テトラパック，缶，などさまざまな種類がある．RTHとはready-to-hangの略語で，「吊るす準備ができている」という意味である．すなわち，RTH製剤とは，すぐに使えるように，輸液と同じようにライン接続部を備えた，プラスチックバッグに収容された経腸栄養剤のことである．無菌性が保たれるため，長時間をかけて投与する場合に非常に有用である．＜井上 善文＞

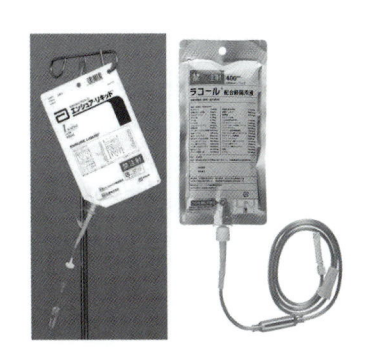

図1　RTH製剤
医薬品の2種類のRTH製剤を示す．ライン接続部があり，無菌性が保たれる構造となっている．

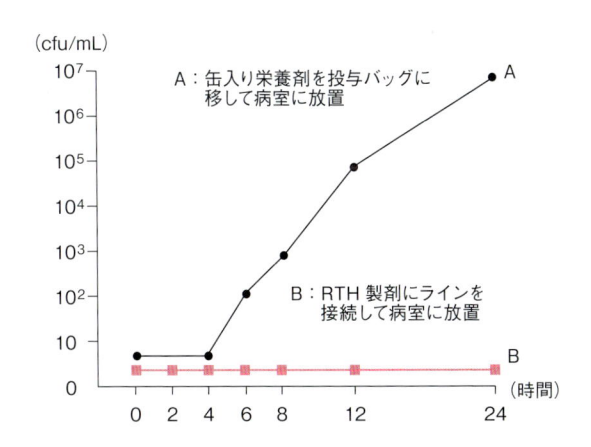

図2
滅菌された栄養剤を投与バッグに移し変えて投与した場合は投与後6時間頃から細菌の汚染がみられたが，閉鎖系として投与できるRTH製剤では24時間まで細菌の汚染はみられなかった．
(Okuma T et al: Nutrition 16: 719-722, 2000 より引用改変)

アイスマッサージ
ice massage

　のどのアイスマッサージは藤島が提唱した方法[48]で，凍らせた綿棒に水を付け，口蓋弓のみならず舌根部や咽頭後壁の粘膜面を軽くなでたり，押したりして刺激し，マッサージ効果により嚥下反射を誘発する方法である．この方法は，意識状態が悪かったり，指示に従えなかったり開口が困難な患者にも実施可能である．嚥下訓練としてばかりでなく摂食前準備としてや，食事中に動きが止まってしまったときの嚥下誘発にも広く用いられている．多くの嚥下障害患者では，gag reflex（咽頭反射，絞扼反射，嘔吐反射）が消失していることから，前口蓋弓だけでなく舌根部や咽頭後壁まで刺激することが可能で，嚥下誘発効果も高い．なお，gagが強い患者では，凍らせた綿棒に水を付け前口蓋弓の粘膜表面を上下に軽くこする場合もある．

　よく混同される方法に thermal (tactile) stimulation（冷圧刺激）がある．これは Logemann らによって提唱された方法[49]で，前口蓋弓を冷やした間喉頭鏡の後面で刺激し，嚥下反射が起こりやすくする（惹起時間が短縮）という治療法である．指示に従うことができ，開口して刺激が可能，自発的に嚥下ができる患者にのみ実施可能である．嚥下訓練として最も古くから知られている方法である．Gagが起こらない前口蓋弓が刺激部位とされている[50]．［文献48-50］

〈藤島　一郎〉

嚥下食ピラミッド

　一般的に軟らかいものほど食べやすいという印象があるが、実際には軟らかくても固まったり咽頭付近に付着したりすると飲み込みにくい。そこで食物の食べやすさを、かたさ、凝集性、付着性によって分類し表現したものを嚥下食ピラミッドと呼ぶ[51]。ピラミッドの上方ほど食べやすく、下方ほど食べにくい。この分類は食物の物性を表すだけでなく、各層の食物の内容がわかり、嚥下機能に合った食物の選択ができる客観的な指標である（図1）。

　PEG との関連でいえば、経口摂取を開始する際に、口から食べられるものと食べられないものを区別するのに役立つ。食べようとするものが嚥下食ピラミッドのどのあたりにあるかを判断し、嚥下機能の変化に応じて食べられるものをそのつど選択できる。食べられるものはできるだけ経口摂取し、不足するエネルギーや水分を胃瘻から注入するという、「食べるための PEG」という概念が患者のQOL 向上につながる。［文献51］

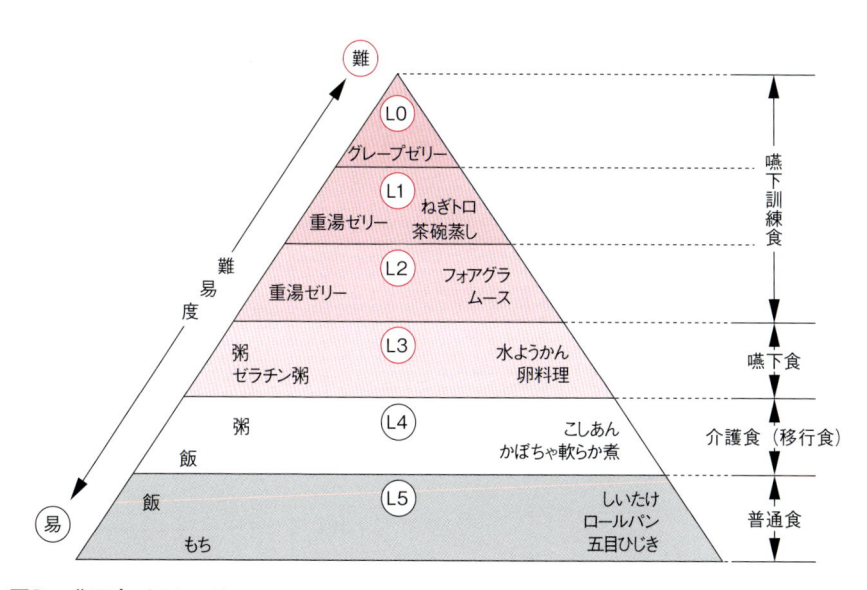

　　　　　　　　　　　　　　　　　　　　　　　　　　　＜三原 千惠＞

図1 嚥下食ピラミッド
図左の難易度は患者の嚥下機能を表している。上方ほど重症。　　　　　　　（金谷, 2007）[51]

嚥下機能検査
examination of swallowing

　嚥下機能検査といえば，まず嚥下造影検査（videofluoroscopic examination of swallowing: VF）と嚥下内視鏡検査（videoendoscopic examination of swallowing: VE）があげられるが，他にも**表1**に示したように多数ある。

　VFはX線透視下でバリウムなどの造影剤を含んだ検査食を被験者に嚥下してもらい，嚥下諸器官の動き，誤嚥や残留を見る検査である。異常を発見する（診断的検査）とともに，異常があった時にどのようにしたらうまく嚥下できるかを見る（治療的検査）。情報量は多いが，被曝や検査時間や場所など制約も多い。一方，VEは細いファイバースコープで咽頭・喉頭の粘膜面を観察し，発声や嚥下時の動き，食品を嚥下してもらって残留や誤嚥を直視下に観察する検査である。ベッドサイドや在宅など，いつでもどこでも実施でき，特別な検査食も不要で機動性に富んでいる。VF，VEともに2010年から保険適用され，広く行われるようになった。［文献52-56］

〈藤島 一郎〉

表1 主な嚥下検査

名 称	方 法	判定／指標	意 義
1 筋電図	針筋電図と表面筋電図	各嚥下筋活動状態，嚥下時タイミング，輪状咽頭筋の活動	病態診断，輪状咽頭筋機能不全診断，バイオフィードバック
2 超音波エコー	額下部からMモード，Bモードで舌，食塊の動きを記録	定性判断，定量化も試みられている	舌の動き，食塊形成など口腔機能の評価
3 嚥下圧	圧変換プローブ（多チャンネル）を舌・咽頭・食道におき，安静時，嚥下時を記録	静止圧，嚥下ピーク圧，伝播速度，持続時間	手術の適応判断，球麻痺と仮性球麻痺の鑑別など
4 頸部聴診	a 通常の聴診 b マイク，加速度ピックアップメーターなどで記録	a 嚥下前後の呼吸音変化 b 音響特性分析	a 誤嚥，咽頭残留の疑い b 誤嚥，咽頭残留
5 電気声門図，インピーダンス法	頸部で嚥下時の咽頭インピーダンス変化を記録，解析	一定せず	病態解析，バイオフィードバック
6 シンチグラフィー	a アイソトープを口腔に入れる b tubeで胃にアイソトープ注入など	シンチカメラで肺へのアイソトープ集積があれば誤嚥あり	不顕性誤嚥，night aspiration, GERなどの判定
7 嚥下誘発テスト（嚥下反射テスト）	鼻腔から細い（8F以下）のチューブで中咽頭に水を少量注入し，嚥下反射が起こるまでの時間を測定する	常温蒸留水0.4 mL注入*で嚥下反射までの平均潜時1.7±0.7 sec。3 sec以上で異常	嚥下性肺炎群では延長

＊：0.4 mLは順天堂大学の方法（寺本，1999)[55]。東北大学方式は1 mLを注入し，嚥下性肺炎患者では5 sec以上の潜時があるという（Nakajoh, 2000)[56]。

嚥下テスト食
test meal of swallowing

　嚥下テスト食は，摂食・嚥下機能のスクリーニングを目的としたものである。これには口腔・咽頭内で水に乖離せず，飲み込みやすくした増粘多糖類を使用したゼリーやプリン，エンゲリードミニ®などを用いるのが一般的である。ゼラチンゼリーは体温で溶けるため，口の中に溜め込む人や咽頭への送り込みに時間がかかる人には適さない。なお，市販品のゼリーには寒天を原材料にしたものがあり，誤嚥した際に溶けにくく，窒息のリスクもあるので注意する。甘いものを好まない人には味噌スープのゼリーを試したり，口腔内に溜め込む人には冷たい刺激が咽頭反射を促すことがあるので，アイスクリームをテスト食にしたりすることもある。

　テスト食は，ティースプーン1杯程度（約4g）を口腔内に入れ，嚥下の状態を観察する。評価は口腔内への取り込み・嚥下・むせ・呼吸変化・湿性嗄声・食物残留の有無で行う。

〈高村 晴美，足立 香代子〉

表1　テスト食に適した食品，形態，注意する場合*

	判定／指標	適した形態，食品など	注意が必要な場合
先行期	食物の認知	・嗜好を考慮したゼリー ・冷たく刺激になるもの（アイスクリームなど）	・ゼラチンゼリー 　（口腔内に溜め込むと溶ける） ・茶碗蒸し（水分が乖離する） ・片栗粉でとろみ 　（口腔内に溜め込むと唾液で分解） ・増粘剤が多すぎる 　（残留が多くなる） ・寒天ゼリー 　（口腔内で溶けない，ばらける）
準備期	食物の取り込み，咀嚼，食塊形成	・増粘剤を使用した液化しにくいゼリーやプリン	
口腔期	舌による咽頭への送り込み		
咽頭期	咽頭通過，鼻咽喉，咽頭の閉鎖，呼吸の停止	・軟らかく変形しやすい ・通過しやすい（スライスゼリーにする）	
食道期	食道通過		

*：Leopoldの摂食・嚥下運動の分類一部使用（せんぽ東京高輪病院の場合）

嚥下補助食

　嚥下補助食とは，咽頭への送り込みや食塊形成を助ける形状にするための食品である．これにはゼラチン，片栗粉，とろみ調整食品，固形化補助食品などがあり，調整された製品には，ゼリー，増粘飲料，粥・魚・肉などを材料としたものがある．特別用途食品の嚥下困難者用食品は，かたさ，付着性，凝集性において許可基準が作られている（表1）．

　とろみ調整食品は，食べ物や飲み物に混ぜるだけでとろみをつけることができ，咽頭の通過速度をゆっくりし嚥下のタイミングを合わせやすくする．原料はでんぷんや増粘多糖類で，温かいものにも冷たいものにも使用できるのが特徴である．増粘効果は製品や食品の種類，調理方法，温度，時間の経過によって異なるため，使用量の調整と食べる際の確認が必要である．固形化補助食品は，ゲル化してゼリー状にする加熱タイプのものである．これらは，嚥下障害の程度や用途に応じて，適切な物性や食形態に調整するのに利用する．　　　　　　＜高村 晴美，足立 香代子＞

表1　嚥下困難者用食品たる表示の許可基準（特別用途食品の表示許可）[#1]
規格基準

規　格[*1]	許可基準Ⅰ[*2]	許可基準Ⅱ[*3]	許可基準Ⅲ[*4]
硬さ（一定速度で圧縮したときの抵抗）（N/m²）	$2.5×10^3 \sim 1×10^4$	$1×10^3 \sim 1.5×10^4$	$3×10^2 \sim 2×10^4$
付着性（J/m³）	$4×10^2$　以下	$1×10^3$　以下	$1.5×10^3$　以下
凝集性	0.2〜0.6	0.2〜0.9	—

* 1　常温及び喫食の目安となる温度のいずれの条件であっても規格基準の範囲内であること．
* 2　均質なもの（例えば，ゼリー状の食品）．
* 3　均質なもの（例えば，ゼリー状又はムース状等の食品）．ただし，許可基準Ⅰを満たすものを除く．
* 4　不均質なものを含む（例えば，まとまりのよいおかゆ，やわらかいペースト状又はゼリー寄せ等の食品）．ただし，許可基準Ⅰ又は許可基準Ⅱを満たすものを除く．

#1 食安発第 021200 号

嚥下リハビリテーション
dysphagia rehabilitation

　嚥下障害とは通常飲み込みが困難なことをいうが，「食べる」ことは食物の認知から始まるので，全体を称して「摂食・嚥下障害」ということが多い[57]。

　摂食・嚥下リハビリテーション（以下，嚥下リハ）は摂食・嚥下機能に対する訓練で，間接嚥下訓練（基礎訓練）と直接嚥下訓練（摂食訓練）に大別される。

　間接嚥下訓練は，食物を使わずに口腔・顔面の筋力強化や，嚥下反射促進などを行う訓練である。長期臥床の後では，座位の保持や頭頸部の固定がむずかしいので，クッションなどを利用して楽な姿勢を取れるようにする。また，長期間経口摂取をしていないと，頭頸部や顔面の筋肉が硬くなっていることが多いので，摂食・嚥下に関連する筋肉のマッサージをしておく。その上で，開口，咀嚼，舌の運動，咽頭刺激による嚥下反射促進（アイスマッサージなど），喉頭挙上，発声や咳による誤嚥防止などの訓練を行う。

　直接嚥下訓練は，水や食物を使い，食物の認知（先行期），取り込みと咀嚼（準備期），送り込み（口腔期），飲み込み（咽頭期），飲み下し（食道期）のそれぞれの段階が安全に行われるように訓練する（図1）。嚥下機能に応じた食材を使って誤嚥を防ぐ。また，脳卒中で同名半盲や半側空間無視などの高次脳機能障害がある場合は食物を認知できないので，鏡の使用や介助方向の工夫をして食物に関心が向くようにする[58]。

　どちらの訓練も姿勢や高次脳機能の把握が大切で，言語聴覚士（speech therapist: ST）だけでなく，理学療法士（physical therapist: PT），作業療法士（occupational therapist: OT）の役割が大きい[59,60]。

　PEGとの関連では，嚥下リハはまさに「食べるためのPEG」を実行するために必要不可欠な訓練である。嚥下リハの目的は，安全に，効率よく，快適に食べることである。PEG後は「もう食べられない」のではなく，「食べられるものを安全に食べる」ように嚥下リハを行う。経鼻胃管ではチューブが鼻咽腔を刺激したり，鼻咽腔の閉鎖を妨げたりして，嚥下運動が十分に行えない。経口摂取が可能な症例でも，経腸栄養の併用が長期間必要な場合は，安全かつ早く経口移行するためにPEGを活用する[61]。［文献57-61］

　　　　　　　　　　　　　　　　　　　　　　　　　　　　＜三原　千惠＞

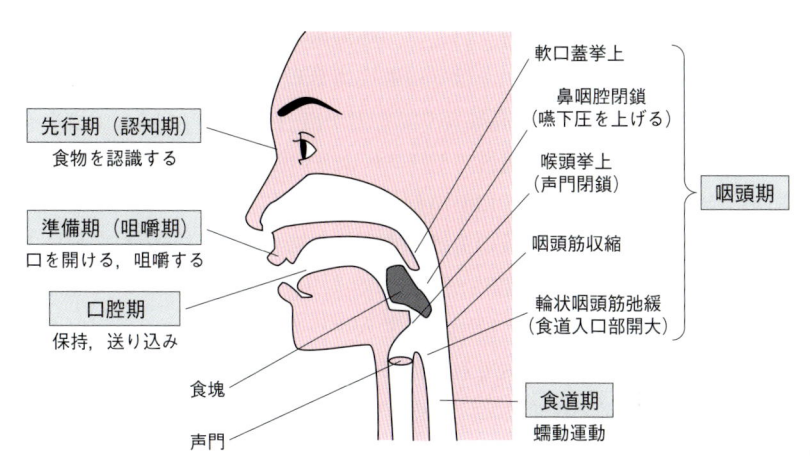

図1 摂食・嚥下のメカニズム

先行期（認知期）
食物を認識する

準備期（咀嚼期）
口を開ける，咀嚼する

口腔期
保持，送り込み

食塊
声門

軟口蓋挙上
鼻咽腔閉鎖（嚥下圧を上げる）
喉頭挙上（声門閉鎖）
咽頭筋収縮
輪状咽頭筋弛緩（食道入口部開大）
} **咽頭期**

食道期
蠕動運動

口腔ケア
oral care

　口は口唇，歯，舌，頰，口蓋，口蓋垂，唾液腺などから構成される消化管の入り口である。一般的に口腔ケアとは「口腔衛生管理に主眼を置いた，一連の口腔清掃と義歯の清掃」のことで，高齢者や障害者が自力で口腔内を清掃できなくなった場合，介護者や医療従事者・歯科スタッフにより口腔衛生管理を行うことであり，「器質的口腔ケア」ともいい，「口腔清掃」と同義的に用いられる。長期間経口摂取をしていない患者では，唾液の分泌が少ないため乾燥し，細菌や真菌による感染を起こしやすい（図1）。口腔内が不潔になると，細菌に汚染された唾液を誤嚥して肺炎を起こす危険が高く，特別養護老人ホームにおける肺炎発症率が，積極的に口腔ケアを行った群に比べて対照群で有意に高いという報告がある[62]。保湿剤を用いて乾燥を防ぎ，各種ブラシを使って清掃する（図2）。

　しかし最近，単なる口の清掃ではなく，口腔機能の維持・向上をはかり，食支援を行う「機能的口腔ケア」の概念が普及してきた。すなわち広義の口腔ケアは，器質的および機能的口腔ケア全体のことで，「口腔のあらゆる働き（摂食，咀嚼，嚥下，構音，審美性，顔貌の回復，唾液分泌機能など）を健全に維持または介護すること」と定義される。口腔に関する疾患予防，歯科治療，リハビリテーション，ケア等あらゆる手段を含め，専門家により保健・医療・福祉を包括した地域包括ケアの一環として行われる保健・医療サービスのシステム（体系）であり，「包括的口腔ケア」と呼ばれる[63]。

　PEGとの関連も器質的および機能的な要因がある。器質的要因としては，プル・プッシュ式の場合，カテーテルが口腔内を通るので，感染予防のため術前に十分な口腔ケアが必要である。機能的要因としては，PEGの患者は経口摂取をしていないことが多いので，唾液の分泌が少なく，乾燥して感染を起こしやすい。万全の状態で嚥下リハビリテーションを行うためにも，全身の健康の保持増進のための口腔ケアが必要である。［文献62, 63］

〈三原 千恵〉

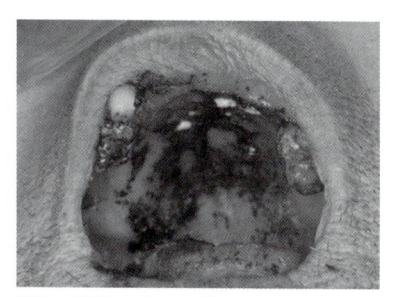

2. PEG 各論

図1　汚染された口腔

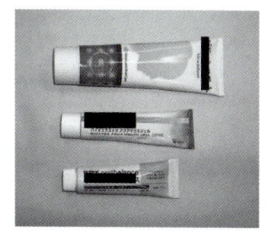

保湿剤（ジェルタイプ）　　保湿剤（塗布タイプ）　　保湿剤（洗口タイプ）

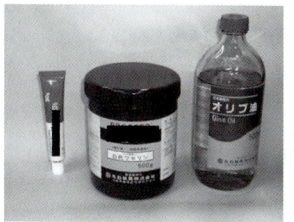

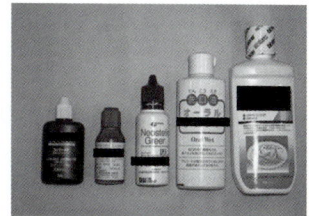

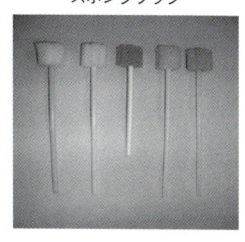

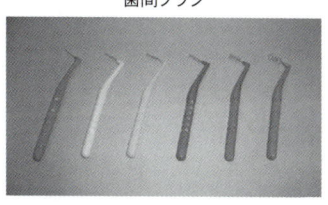

スポンジブラシ　　　　　歯間ブラシ　　　　　　舌ブラシ

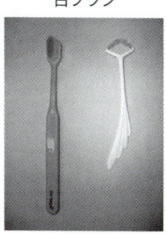

図2　ケア用品の選択

2-2　長期管理　C．PEG患者のリハビリ

111

胃食道逆流，逆流性食道炎
gastro-esophageal reflux: GER, reflux esophagitis

　胃食道逆流（gastroesophageal reflux: GER）とは，胃内容物が噴門を越えて食道に逆流することである。胃の内容物には刺激物である胃酸のほか，胆汁酸や膵液も含まれており，これらの逆流は様々な問題となる。

　GERの発生原因は，食道裂孔ヘルニアに代表される胃噴門機能の低下，胃の蠕動の低下，そして腹圧の上昇などである。また，経管栄養の症例においては，注入する栄養剤が液体の場合，その流動性が高いことに起因するGERもある。GERの症候としては，①逆流性食道炎，②不顕性誤嚥，③誤嚥性肺炎，④嘔吐がある。ただし胃瘻症例においては,自覚症状自体を十分訴えられないケースが多く，誤嚥性肺炎と嘔吐が代表的な合併症となる。

　一般成人におけるGERへの対処法としては，プロトンポンプ阻害薬に代表される胃酸分泌抑制薬の投与や，眠前に食事を摂らないなど，GERを起こしにくい生活習慣などがある。一方,胃瘻患者においては，緩徐速度での栄養剤注入，ギャッジアップでの注入，そして経胃瘻的空腸栄養投与法等が行われている。また胃瘻患者においては，液体栄養の流動性に起因するGERもあるが，それに対しては，注入する栄養剤の物性を半固形にする栄養投与法も効果があり普及しつつある。

　　　　　　　　　　　　　　　　　　　　　　　　　＜蟹江 治郎＞

図1　胃瘻患者における胃食道逆流の症状

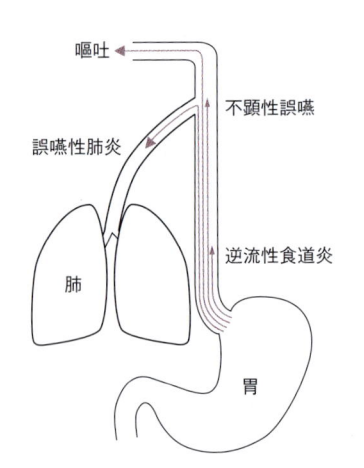

表1　胃瘻患者における胃食道逆流への対処

◎ 栄養剤の固形化・半固形化
○ 緩徐速度での栄養剤注入
○ 30度または90度のギャッジアップでの注入
○ 経胃瘻的空腸栄養投与法への変更

◎ 推奨
○ 行う価値あり

胃石形成
bezoar formation

　胃石とは，胃内に消化物質または未消化物質が密集し塊状になったものでかなりの硬度をもつこともある．胃の手術後や胃内容排出異常を有する患者に発生することがある．通常は無症候性であるが，閉塞症状を引き起こすこともあり重要な病態となりうる．

　胃石の種類には毛髪胃石と植物胃石が多い．毛髪胃石は欧米で多く，毛髪を噛み自ら飲み下す精神障害患者に最も多くみられる．植物胃石はわが国で多いが，その約7割が柿胃石である．柿の成分であるシブオールが胃内の酸性環境で重合することによって胃石が形成されると推定されている．胃石の発生に関わる要因として，胃部分切除術施行患者や胃排出運動の低下などが挙げられている．他の素因として，糖尿病性神経症の現れとして胃運動能の低下した患者での発生報告もある．

　胃石は，そのままでは多くの場合無症状である．食後の膨満感，悪心および嘔吐，疼痛，胃潰瘍，消化管出血が起こることもある．診断方法は，上部消化管造影検査で可動性のある腫瘤影として描出されて疑われる．上部消化管内視鏡検査で，腫瘍と違い胃内に分離しており，その色調（黄色～黒緑色～灰色）や表面性状から胃石を疑われ，生検検査で毛髪や食物繊維性物質を証明することで確定診断される．

　内視鏡検査によって診断が下されれば，そのまま摘出を試みる．鉗子，ワイヤースネア等で破砕を試み，細片となれば摘出が可能となることもある．破砕された物質の胃排出が促進するために消化管運動亢進薬を投与することもある．柿胃石は他の胃石に比べて硬く，内視鏡的砕石術に難渋することが多い．最近，柿胃石がコーラで溶けるという複数の報告がなされている[64]．外科手術を要する場合もある．

　胃瘻患者では胃排出能が低下することがあり，それだけで胃石の形成素因となりうる．さらに食物繊維の含有量の多い粘調度の高い半固形化栄養剤の投与により，胃石を形成しやすい状況になることが懸念される．[文献64]

<松下 理恵，菅 宏美，徳毛 宏則>

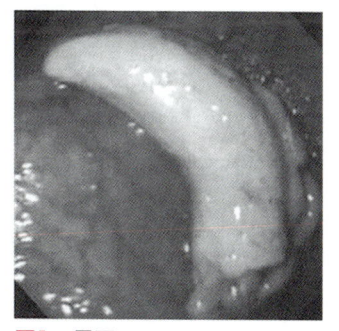

図1　胃石
(小川滋彦監修：PEGのトラブル A to Z，PEGドクターズネットワーク，2009，p.130 より)

胃排出能低下
gastric emptying disorder

　胃排出能とは，食物が胃から十二指腸へと排泄されていく胃の運動機能のことである（図1）。排出能が低下することはすなわち食物が胃内に停滞することを意味しており，胃食道逆流を起こしやすい状況となり，ひいては誤嚥性肺炎等の合併症を引き起こすことが危惧される。

　各種病態での胃排出の状況が検討されている。特に胃瘻患者での胃排出能については，さまざまな状況下でいくつかの検討がなされている。胃瘻を造設することとなった原疾患として脳血管障害があげられるが，脳血管障害自体で胃排出能が低下しているとの報告もある[65]。胃瘻が造設されることで胃壁と腹壁が機械的に固定され胃運動が制限を受けるため排出が遅れるという考察もある[66]。これに対して，胃瘻から半固形化栄養剤を比較的短時間で注入することで胃体部の拡張が起こり，蠕動運動の起点となって内容物が排出されやすくなり，胃瘻下でも胃排出能が維持されることも指摘されている[67]。［文献65-67］

＜石崎 淳子，菅 宏美，徳毛 宏則＞

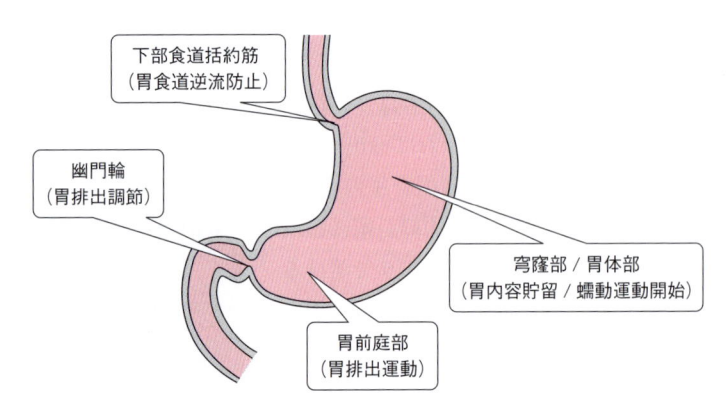

図1　胃の各部位と役割
各部位が協調運動して胃内容を十二指腸に送り出す。

インプランテーション
implantation

　インプランテーション（implantation）とは，本来「埋め込み」「着床」の意味。PEG では，造設部で癌細胞が増殖を来たした状態。原因としては PEG の手技に伴って造設部に癌細胞が直接生着したことによる。欧米では metastatic implantation, metastasis to PEG site, 等と報告されており，わが国の報告を含め胃瘻造設手技は報告例すべてがプル法である[68]。いずれも進行頭頸部癌と食道癌の症例で，その頻度は約 1％，胃瘻造設部の不良肉芽と思われた組織が急速に増大した後に診断されている。化学放射線療法が必要な進行頭頸部癌患者や進行食道癌患者の胃瘻造設は，インプランテーションを防ぐために腫瘍と PEG カテーテルが直接接触しないイントロデューサー法もしくはイントロデューサー変法を選択すべきである[24]。また，他の転移巣とともに出現した場合は，血行性やリンパ行性転移の可能性が考えられる。［文献 24, 68］

＜畠山 元＞

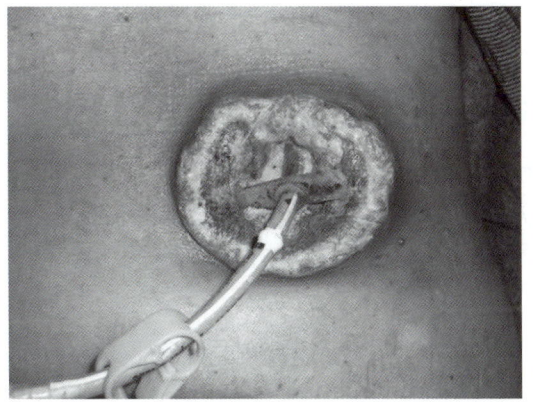

図1　インプランテーションの局所所見
（写真は国際医療福祉大学鈴木裕氏のご提供による）

栄養剤誤注入

　胃瘻カテーテルから注入された栄養剤が，体内の胃以外の部位へ直接投与されることを，栄養剤誤注入と称する。したがって，ここでは患者と栄養剤の取り違いや，栄養剤の血管内投与を除外する。別項「直接確認法」や「間接確認法」の目的は，ほとんどが腹腔内に誤留置されたカテーテルを栄養剤投与前に発見することである。その確認を行わずに生じる腹腔内への栄養剤投与は危険で，これを敢えて栄養剤誤注入としてとりあげる。他の原因による胃以外の体腔内投与は広義の栄養剤誤注入とする。病態は消化性潰瘍の穿孔と同様に汎発性腹膜炎を呈しやすく，明確な意思表示が困難な症例では特に発見が遅れ，致命的になりうる。

　どの確認法であれ，カテーテル交換後はまずその回転や上下動も評価すべきである。また交換後の特に初回栄養剤投与に際しては，患者の顔色をはじめ微細な変化を見逃さないようにする。

　各種の確認法を一切行わずにカテーテル交換を行い，栄養剤誤注入が発生すると，医療者側の管理責任が必ず問われる。この傾向は別記の各種確認法が提唱された2005年頃から年々強くなっている。

　保険適用上は2010年現在「画像による確認」が求められるが，必ずしも「直接確認法」は必要でない。しかし，その解釈は自治体により異なり，確実性や安全性の面で現在の保険適用には課題が残されている。　　　　　　　＜今里 真＞

➡交換後の確認法（直接確認法66頁，間接確認法68頁）

気腹
pneumoperitoneum

　気腹（症）とは，一般的には腹腔内に気体が存在することであり，生理的には存在しない．腹腔鏡施行時などでは，操作スペースを確保するため人工的に腹腔内にガスを注入する気腹（術）が施行される．PEG に関しては，気腹は術中術後にしばしば認められる合併症であり，術後に腹部単純 X 線や CT を撮影して診断される[69-71]．PEG 後の気腹は，術中に内視鏡で送気して胃内に貯留した空気が，PEG の瘻孔から腹腔内へ漏れた結果と考えられ，合併率は約 20 〜 60％と報告されている[69-71]．ほとんどの症例では少量であり，腹膜炎を併発することもなく，臨床的に問題となることは少ない．しかし，大量になると腹腔内圧が上昇して，呼吸・循環動態に悪影響を及ぼすことや，栄養剤の胃食道逆流など経腸栄養にも支障を来すことがある．その際は，脱気や栄養剤の注入開始時期を遅らせることが必要になる[71]．［文献 69-71］

＜松本 昌美，中谷 吉宏，森安 博人＞

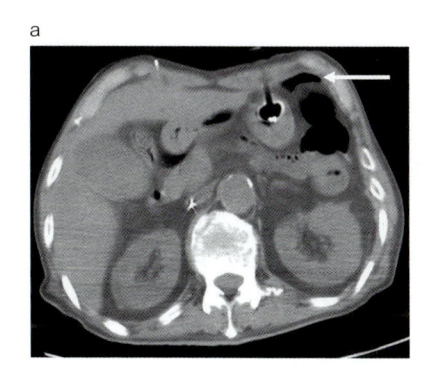

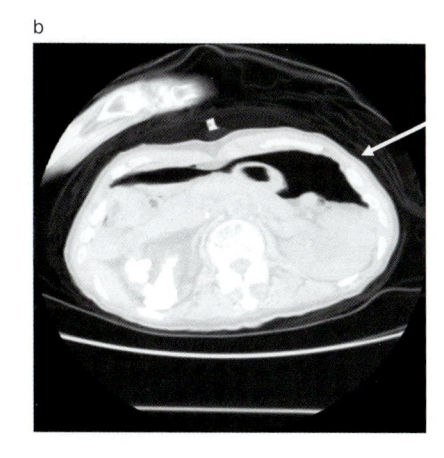

図1　PEG後の気腹症例
PEG 後 24 時間の腹部 CT 検査で胃壁外の腹腔内に遊離ガスを認める（←）．
a：少量例（上腹部腹壁下のみにガス像），b：大量例（腹部全体にガス像）

カテーテルトラブル
catheter trouble

　カテーテルトラブルとは，胃瘻カテーテルの接触により皮膚，粘膜などに及ぼされるもので，カテーテル内腔の通過，カテーテルの破損，カテーテルの位置が本来と異なることなどによって引き起こされる問題の総称である．皮膚や胃粘膜への影響の詳細は他項とし，ここではカテーテルの内腔，本体，位置の問題を中心に述べる．

　カテーテル閉塞：通過する栄養剤，薬剤，水中の鉱物，雑菌等がカテーテル内腔に堆積した結果起こる通過障害である．予防はチューブ型の場合，酢酸水による静菌のほか，専用ブラシを用いたカテーテル内腔の洗浄が推奨される．ボタン型の場合，フラッシュする白湯のポンピング（10～20 mLずつ勢いよく注入）が有効である．また，薬剤の簡易懸濁法や栄養剤の固形化，半固形化投与では，各々推奨されるカテーテル径がある．

　カテーテル脱落：バンパー型カテーテルの劣化により内部ストッパーのみが胃内に脱落する場合（前者）と，体表でカテーテルを切断後に内視鏡で回収されず内部ストッパー全体が脱落する場合（後者）がある．前者は気づいた時点で胃内にないこともあるが，排出確認は必要である．後者はその形態から腸閉塞を生じやすく，速やかに内視鏡を用いて回収すべきである．ボタン型カテーテルが原形で胃内に落下することもあるが，この際の対処も後者に準じる．

　カテーテル逸脱（図1）：内部ストッパーが本来の位置（胃の内腔）にないことである．交換を伴わない場合はバンパー埋没症候群やボールバルブ症候群など，体表上は正常に進行するものもある．交換に伴う逸脱は，上記に加え内部ストッパーが瘻孔内，腹腔内，胃以外の消化管内にあることや，オブチュレーターを用いる場合では，カテーテル挿入時の勢いで胃の後壁を貫き後腹膜（膵など）に至る可能性もある．胃以外の消化管への逸脱は，造設時に胃壁と腹壁の間に大腸などが介在している場合に多く，カテーテル交換後の下痢の原因として知られている．カテーテル交換に伴うトラブル防止のために，直接確認法や間接確認法が推奨されている．なお，カテーテル事故抜去は自己抜去を含むが，これは体外への逸脱である．

<今里 真>

2. PEG 各論

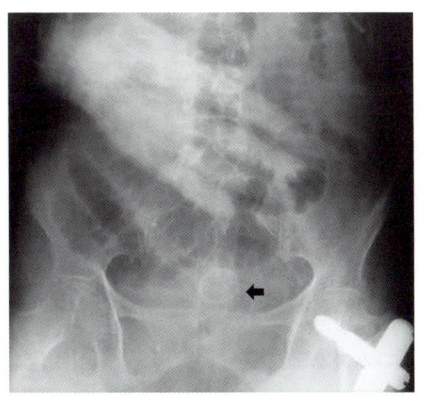

図1 切断した内部ストッパーによるイレウス
恥骨上の円盤状（←印）が内部ストッパー
（写真提供：小川滋彦先生）

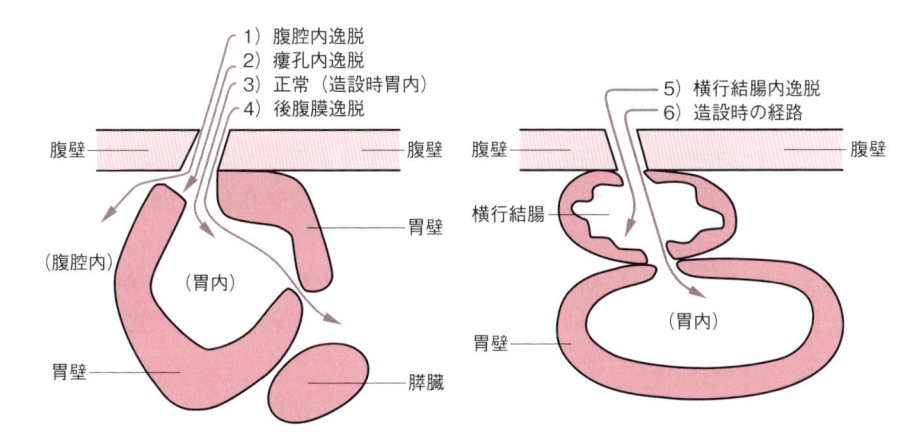

1) 腹腔内逸脱
2) 瘻孔内逸脱
3) 正常（造設時胃内）
4) 後腹膜逸脱
5) 横行結腸内逸脱
6) 造設時の経路

腹壁　胃壁　（腹腔内）　（胃内）　胃壁　膵臓　横行結腸　（胃内）

図2 各種のカテーテル逸脱

➡オブチュレーター（44頁）　➡簡易懸濁法（81頁）　➡交換後の確認法（直接確認法66頁，間接確認法68頁）　➡酢酸水（71頁）　➡事故抜去,自己抜去（125頁）　➡半固形化栄養剤（96頁）

交換時合併症
complications associated with replacement

　胃瘻カテーテルの交換時に起こる合併症には様々な報告がなされているが，交換の方法，使用するカテーテル，患者の状態などにより起こりうる合併症の種類や頻度が異なる．現在まで以下のような合併症が報告されている[72]．

①交換カテーテルやオブチュレーターによるもの：腹腔内誤留置（瘻孔損傷），出血，気腹，胃後壁穿通

②内部ストッパーの回収に起因するもの：食道穿孔，消化管閉塞，穿孔

③造設時の合併症に伴うもの：結腸誤挿入，空気塞栓症

　これらの中で比較的頻度が高く，見逃すと重篤となるものは腹腔内誤留置である（図1）．誤留置に気づかず栄養剤を注入すると，重篤な腹膜炎を来たし死亡事故につながる．その頻度は明らかではないが，鈴木らは多施設で行われた957例の交換中4例の誤挿入があったと報告している[35]．長い瘻孔長が危険因子であるとの報告もある[73]．出血は瘻孔あるいは瘻孔周囲の胃粘膜から由来し，特に抗凝固療法，抗血小板療法を行っている症例では注意を要する．

　PEGが開発された初期のカテーテルの交換は，チューブの牽引や，腹壁での切断により内部ストッパー（バンパー）を胃内に残留し自然排便させる手技であった．その場合，十二指腸以下の消化管閉塞や穿孔を来たすことが問題となった．内部ストッパーを内視鏡的に回収する方法では，食道損傷や穿孔を来たすことがあるので，回収手技に注意する必要がある．

　結腸誤挿入は，造設時に結腸を穿通して造設し，交換時に結腸内にカテーテルが再留置されることにより判明することが多い．また肝臓を穿通して造設し，交換時に空気塞栓症を来たしたという報告例がある．

　これらの合併症を予防するには，症例の状況をよく把握し，その状況に合わせた交換カテーテルの選択や交換方法で行うことが肝要である．また，交換したカテーテルが正しく胃内に再留置されていることを必ず確認しなければならない．

［文献35, 72, 73］　　　　　　　　　　　　　　　　　　　　　　　　＜西脇 伸二＞

➡交換後の確認法（直接確認法66頁，間接確認法68頁）　➡腹腔内誤留置（134頁）

2. PEG 各論

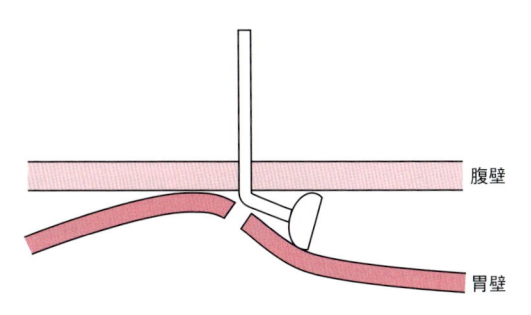

図1 腹腔内誤留置

コンプリケーション（合併症）の定義
difinition of complication

　PEGの合併症についてはHEQ研究会（現PEG・在宅医療研究会）学術・用語委員会によって次のように提唱されている。
　Major complicationは「PEGに関連した死亡，または何らかの全身的な処置や治療（通常開腹手術等の外科的治療や2週間以上の入院治療）を行わなければ死に至ったり，重篤な後遺症（不可逆性の精神身体機能障害の発生か，または明らかな増悪）を残す合併症」とし，「major complication以外の，何らかの処置や治療を要する合併症」をminor complicationとした。
　以下の5項目についてはPEGの合併症として次のように提唱した。
　①創感染・瘻孔感染：膿瘍排膿があれば確定とし，発赤・腫脹・硬結・疼痛などがあり，「感染」と診断し抗菌薬の投与や局所の処置，胃瘻使用の中止・延期を行った場合。Jainの基準8点以上を参考にする（表1）。
　②誤嚥性肺炎：造設手技に関連した誤嚥性肺炎と，経腸栄養剤の逆流と誤嚥によるものをPEGの合併症としての誤嚥性肺炎とする。嘔吐時の誤嚥の目撃や気管内吸引による誤嚥の確認がその根拠となる。
　③出血：出血死，止血術や輸血・補液の必要な場合，血圧低下・頻脈を伴う場合，入院や入院期間の延長が必要な場合をPEGの合併症としての出血とする。
　④腹膜炎：腹膜炎の診断は通常の診療に準じ，腹痛，発熱，腹部圧痛，反跳痛，筋性防御などの兆候，炎症所見などから総合的に診断する。腹膜炎と診断し，開腹術やドレナージ術，抗菌薬投与を行った場合を合併症とする。単なる気腹は除外。
　⑤麻痺性イレウス：嘔気・嘔吐，腹満・腹痛などの症状を持ち，診察上，腹部膨満，鼓音・腸管音減弱がみられ，画像で小腸の拡張を伴う腸管ガスの貯留がある，これらのうち多くを満たし，経腸栄養剤の中止や消化管減圧等の処置を行った場合を合併症とする。通常の経過で見られる軽度の麻痺性イレウスは除外。［文献3］

<高橋 美香子>

➡合併症（6頁）　➡早期合併症（127頁）　➡長期（晩期）合併症（131頁）

表1 Jainの基準

発　赤	浸出液	硬　結
0〜発赤 なし 1〜直径＜5 mm 2〜直径 6〜10 mm 3〜直径 11〜15 mm 4〜直径＞15 mm	0〜浸出液なし 1〜漿液 2〜漿液血液状 3〜血性 4〜膿性	0〜硬結なし 1〜直径＜10 mm 2〜直径 11〜20 mm 3〜直径＞20 mm

スコアの合計が8点以上，もしくは明らかな膿汁の流出がみられた時に「感染あり」とする。

誤穿刺（横行結腸，肝左葉）
false puncture (colon injury, liver injury)

　腹壁から胃壁を穿刺する際に，他臓器を貫通したり，そのままカテーテルを留置したりすることである．
　腹腔内では胃前壁に横行結腸や肝臓（外側区域）が被っていることがある（図1）．内視鏡下に送気し胃を膨満させて胃壁が腹壁に接するようにしないと，誤って他臓器を損傷することになる．施行前には腹部X線，超音波検査やCT検査によって腹壁と胃壁との関係を把握していることが望ましい．また，穿刺直前に内視鏡の透過光を腹壁から確認（イルミネーション・テスト）し，その部分を指で押して胃内腔からその動きを確認（指サイン）することは，誤穿刺を防ぐことになる．透過光が見えなかったり，指の動きがはっきりしない場合には，穿刺するか否か検討する．万一，誤穿刺した場合には，腹膜炎や腹腔内出血がないかを十分に観察し外科的な対応も考慮しておく．他臓器を貫通していてもストッパー（バンパーやバルーン）を牽引するとわからないことがあるので，施行後のカテーテルのシャフト長が予想より長い場合には誤穿刺を考慮すべきである．また胃結腸皮膚瘻となると栄養剤注入により下痢が起こるので，再造設を要する．　　　＜松本 敏文＞

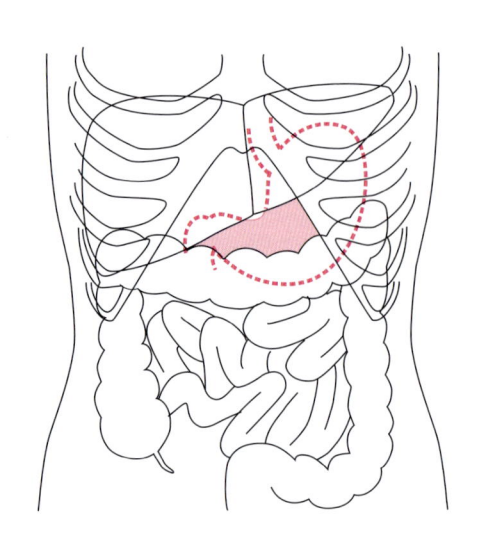

図1
胃前壁には肝外側区域や横行結腸が被るように位置している．穿刺の部位は胃体下部が良い．

事故抜去，自己抜去
inadvertent removal or dislodgement

　自然にもしくは何らかの外力で抜けてしまうことを事故抜去といい，患者自身が抜いてしまうことを自己抜去というが，PEGに関する用語においては，事故抜去は自己抜去を含む包括的な意味合いで使用することも多い．抜去により患者に不利益が生じるので，その防止と抜去後の対応は適切でなければならない．

　チューブ型の場合には外力で抜ける危険性が高いので十分に注意を要する．手が自由な患者は無意識にカテーテルを抜くことがあるので，造設後早期はチューブを巻き込んだ腹帯を使用したり，ボタン型のカテーテルを選択したりするなどの防止策を取っておく．また，バルーン型はバルーンが破裂したり，注入水が減少したりしてカテーテルが自然に逸脱することがあるので定期的な観察を要する．

　瘻孔が完成していない時期（造設後約1週間）に抜けた場合には，腹壁と胃壁が離開して腹膜炎など重篤な状況になりうるので，迅速な対応が必要である．造設時に胃壁固定を行うことでカテーテル抜去の際の腹膜炎を防ぐことができることがある．瘻孔が完成した後に抜けた場合には，瘻孔を閉鎖させない対応が求められる．瘻孔は1日程度で自然閉鎖するため，なるべく早く胃瘻カテーテルの再挿入を行う．夜間など対応が困難な場合には，とりあえず導尿用バルーンカテーテルなどを挿入して閉鎖を防ぐ．　　　　　　　　　　　　　　　　＜松本　敏文＞

➡カテーテルトラブル（118頁）

食道潰瘍
esophageal ulcer

　食道壁に欠損を生じる良性病変の総称。症状は胸焼け，胸痛，出血，貧血，嚥下障害，栄養障害などで，①逆流性食道潰瘍（Barrett 潰瘍を含む），②感染性食道潰瘍，③薬剤性食道潰瘍，④異物性食道潰瘍，⑤放射線性食道潰瘍，⑥全身疾患（膠原病や皮膚疾患など）に伴う食道潰瘍などが知られている。

　PEG 患者で頻度が高いのは，①逆流性食道潰瘍と②感染性食道潰瘍である。①逆流性食道潰瘍の大半が GER（胃食道逆流）による。GER の既往がある場合は，当初から薬剤投与，栄養剤投与の工夫（速度調整，半固形化など），PEGJ や PEJ の施行を考慮する。また，造設後に予期せぬ GER が発生する場合があり注意を要する。②感染性食道潰瘍（免疫不全状態）では，日和見感染も含め，食道カンジダ症，サイトメガロ食道炎，ヘルペス食道炎などが発生し，ときに重症化する場合がある。炎症反応の持続，嚥下障害の悪化，栄養障害などを認めた場合，本疾患を疑って精査する。抗真菌薬，抗ウイルス薬の投与等にて治療する。

➡胃食道逆流（GER）（112 頁）　　　　　　　　　　　　　　　　＜城本 和明＞

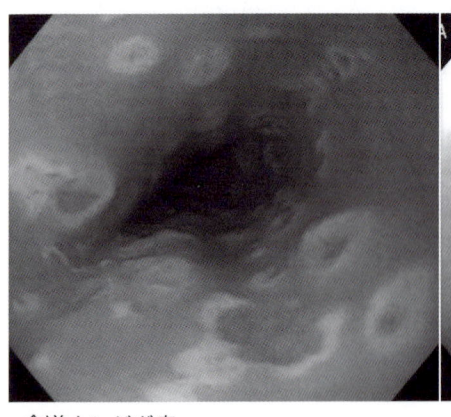

食道カンジダ症
嚥下障害悪化にて診断。食道のほぼ全域にびらん，潰瘍，白苔付着を認めた。抗真菌薬投与にて改善した。

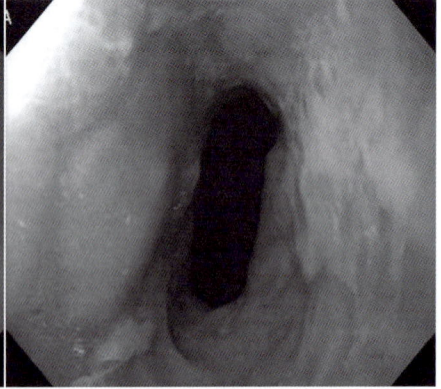

逆流性食道潰瘍
PEG 施行後に GER 増悪。Los Angeles 分類 Grade D の食道炎である。PEGJ に変更後改善した。

早期合併症
early complication

　胃瘻造設術後，胃壁と腹壁の癒着形成に要する2週前後（術後早期）は，瘻孔も患者の全身状態も不安定なため，慎重な術後管理が求められる。この期間に発生するトラブルを「早期合併症」と呼ぶ。対応を誤れば胃瘻による経腸栄養の中断にもなりかねないものがほとんどである。

　術中〜術直後の合併症として，出血，気腹，腹膜炎，内臓誤穿刺などがある。術後の合併症として，カテーテルトラブル（事故抜去，バルーン破裂，バンパー埋没，カテーテル迷入，カテーテル汚染，キット破損など），瘻孔感染（主に播種による細菌感染やストッパーの圧迫による），皮膚・粘膜の循環障害（ストッパーや結紮糸の圧迫による皮膚炎，皮膚壊死，胃びらん，胃潰瘍など），消化管機能失調（胃食道逆流，下痢，便秘，イレウスなど），誤嚥性肺炎などがある。

　口腔ケア，適切なキットの選択，胃壁固定の実施，ストッパーの圧迫解除，インフォメーションドレナージの実施，栄養投与の工夫などを行う。　＜城本 和明＞

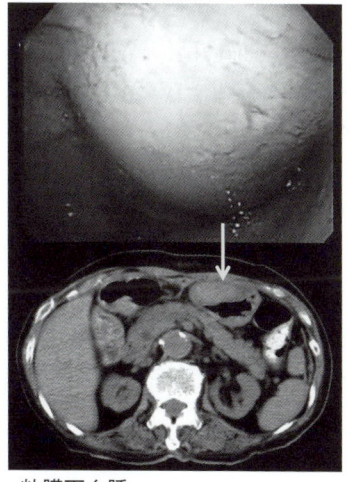

粘膜下血腫
造設時，胃壁固定針の穿刺にて発症。保存的治療にて改善した。
（写真提供：熊本リハビリテーション病院 中村太造先生）

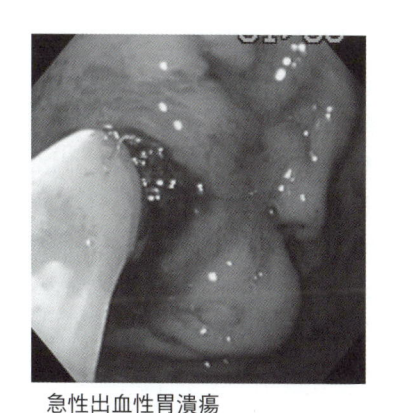

急性出血性胃潰瘍
バンパー・ボタン型で造設後4日目に出血が出現した。
不適切なシャフト長のボタンを留置したことが原因。バルーン・チューブ型に変更し潰瘍は改善した。

スキントラブル
skin trouble

　皮膚障害（スキントラブル）とは，皮膚構造の連続性が途切れた状態および正常な皮膚生理機能が低下した状態と定義されている[74]。皮膚障害には生理的要因（排泄・加齢・ストレス・栄養障害）と物理的科学的要因（紫外線，粘着剤，薬剤，熱，機械的負荷，湿潤）によるものとがある。

　PEGの解剖と構造から，スキントラブルの要因として，①外部ストッパーや内部ストッパーによる圧迫，②消化液や栄養剤の漏れ，③不適切なスキンケア，があげられる。

圧　迫

　圧迫には図1に示すように，内部ストッパーと外部ストッパーの距離が胃内腔から体表までの距離に対して短くなるために起こる場合と，ストッパーが長時間同一部位を加圧したり，腹腔と外部ストッパーの間のガーゼによる圧迫，摩擦があり，組織の血流阻害となり，発赤・びらん・潰瘍・壊死を来たす。圧迫によるスキントラブルを防ぐためには，PEGカテーテルの種類や構造を知った上での観察が欠かせない。次に，①外部ストッパーと体表の間に1～2cm程度の余裕をもたせる，②1日数回は外部ストッパーを回転させ，同一部位への圧迫を避ける，③不必要なガーゼドレッシングによる摩擦を避ける，④チューブが刺激となる場合は無理な圧力がかからないよう固定を工夫する，ことである（図1）。

消化液や栄養剤の漏れ

　漏れの要因として，胃内圧の上昇や注入時の不適切な体位・速度が考えられる。対策として，注入前の減圧や排便コントロールとして下剤や水溶性食物繊維を使用する，注入時，注入後はベッドを45～60度ギャッジアップし栄養剤が流れやすい体位とし，注入速度を遅くして様子を観察する，また栄養剤の粘度を調整するなどする。さらに消化液や栄養剤が皮膚に直接つかないように皮膚保護剤を使用する。

不適切なスキンケア

　皮膚は，外界の物理的・科学的・生物学的刺激から身体を保護している。温度の刺激を受けると皮膚のホメオスタシスは破綻を来たし，皮膚に様々な障害が起こる。そのため皮膚機能を補う正しいスキンケアが必要になる。皮膚を清潔に保たなければならないことはスキンケアの原則であるが，皮膚は本来，自浄作用を

もっているので，むやみに洗浄や消毒をする必要はない．必要以上に洗浄したり消毒したりすると，皮脂膜が除去されるばかりでなく，バランスを保っていた皮膚の常在細菌叢が破壊され，病原性を発揮して日和見感染を起こすことがある．胃瘻周囲の正しいスキンケアは，入浴・シャワー浴・清拭により皮膚の汚れを取り除き，皮膚の生理機能が正しく働くよう自浄作用を助けることである．

[文献 33, 74, 75]

<梶西 ミチコ>

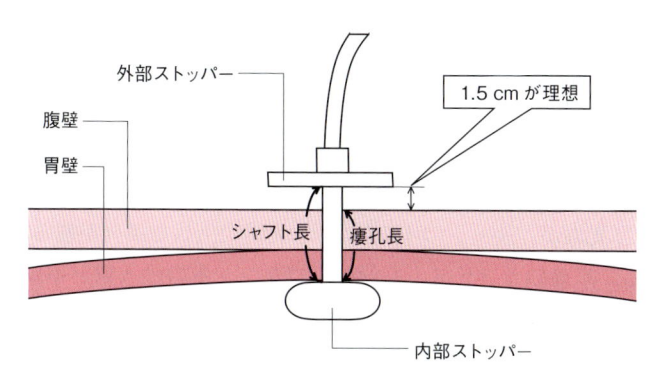

図1　外部ストッパーと体表の距離

対側胃壁潰瘍
tube ulcer on the contralateral side

　内部ストッパー（バンパー等）やカテーテルによる潰瘍のこと。同一の部位に長時間あたり，胃粘膜が機械的な刺激や持続的圧迫を受け形成される。胃瘻カテーテルは，胃前壁から挿入されるため，後壁にできる。また，PEGJ や PTEG の症例では，カテーテルがあたる，胃角部・幽門部にできることもある。

　腹痛等の訴えでわかることはまれで，カテーテル交換時の内視鏡で発見されることが多い。肝硬変や抗凝固治療中（ワルファリン等）の症例では，吐血・貧血・便潜血・タール便などの消化管出血で判明することもある。防止策として，対側の胃粘膜への刺激・圧迫を避けるため，皮膚から外部ストッパーまでを 2 cm 以上にしないこと，内部ストッパーの形状をよく理解しておくことが重要である。

　膀胱留置カテーテルは，バルーン部より必ず，先端突出した部分がある構造をしており，対側胃粘膜への刺激・圧迫が強く，緊急避難的な瘻孔確保以外の目的で使用すべきではない。また，バルーンタイプのカテーテルには，バルーン水の注入量不足で，先端がバルーンの中に隠れず，先端突出した部分が残る場合がある。このためにも，事前のカフテストを行い，バルーン水の注入量とバルーンの形状との関係を把握しておく必要がある。

　出血時は，内視鏡的に止血する。発生後は，潰瘍部位に圧迫がかからないように，カテーテルの種類・材質・長さを変更し，抗潰瘍薬の投与を行う。

　1 回目のカテーテル交換は，内視鏡下で行うことが望ましい。その際，胃内のエアを十分に吸引し，内部ストッパーと対側胃粘膜との位置関係を確認することが必要である。肝硬変や抗凝固治療中の症例や対側にびらん等がある症例では，定期的な検査（カテーテル交換時等）も有効と考えられる。

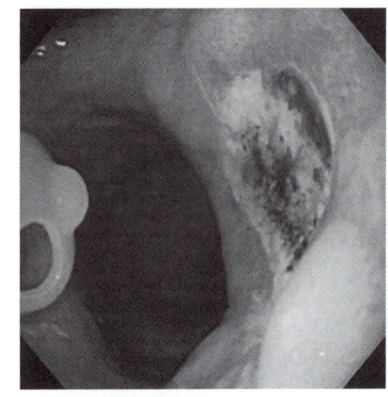

図1 対側胃壁潰瘍

＜笠 健児朗＞

長期(晩期)合併症
delayed complication

瘻孔形成後に起こる種々の合併症の全般のこと。胃瘻の瘻孔はカテーテル周囲にできる炎症性の管状組織で，通常，造設後2～4週間で形成される。多くは，造設医療機関の退院後に起きるため，対応にとまどうことも多い。ただ，事故抜去・自己抜去が起きても，瘻孔形成されていれば胃内容物が腹腔内へ漏出することはないため，致死的な合併症となることは少ない。

主なものは，

A,「バンパー埋没症候群」「腹腔内誤留置」「(出血性)対側胃壁潰瘍」「誤穿刺(横行結腸・肝左葉)」

B,「スキントラブル」「肉芽，不良肉芽」「ボールバルブ症候群」「対側胃壁潰瘍」「瘻孔周囲の皮膚炎」とされる。

詳細は各用語の解説を参照いただくが，Aの合併症は，比較的重症で緊急性があり，造設医療機関・内視鏡治療可能機関での対応が必要と考えられる。

「腹腔内誤留置」後に，栄養剤を腹腔内誤注入してしまうと，致死的な状態になる。このため，事故抜去・自己抜去時など，緊急のカテーテル挿入(交換)後も，胃内留置が確認できるまで，注入を決して行わないことが非常に重要である。

<笠 健児朗>

➡誤穿刺(横行結腸・肝左葉)(124頁) ➡スキントラブル(128頁) ➡対側胃壁潰瘍(130頁)
➡肉芽，不良肉芽(132頁) ➡バンパー埋没症候群(133頁) ➡腹腔内誤留置(134頁)
➡ボールバルブ症候群(136頁) ➡瘻孔周囲炎(139頁)

肉芽，不良肉芽
granulation tissue, infected granulation tissue

　肉芽組織とは，組織の障害部位において，血管内皮細胞と線維芽細胞の増殖によって形成される新生組織であり，盛んに増殖しつつある幼若な結合組織を意味する．良性肉芽は表面が細顆粒状で鮮紅色の外観を呈した増殖力旺盛な結合組織を，不良肉芽は表面が粗造で淡紅色あるいは暗赤色の外観を呈する，増殖力の低下した結合組織を指す．創傷治癒の正常過程は，肉芽組織の形成を示す急性期で始まり，次いでそれが線維状結合組織に置換される亜急性期を経て，硝子質に変性する慢性期をもって治癒する．この過程のどこかで何らかの刺激因子が影響を及ぼした場合，そこの結合組織に増生が起こり，肥圧に隆起する．コラーゲンの過剰蓄積の結果，腫瘍状に増大する良性疾患である．

　胃瘻周囲に生じる肉芽は，多くの場合，特に処置をする必要はない．しかし，肉芽が大きくなり出血しやすくなって痛みを生じる場合，なんらかの処置が必要となる．原因はカテーテル自体の異物刺激，慢性的な摩擦刺激として目の粗いガーゼの使用や消毒液での刺激で起こる．対策は，カテーテルに伴う物理的刺激を取り除くために，ストッパーの回転や固定位置を毎日変更，カテーテルの圧迫が原因の場合，カテーテルをスポンジなどで垂直に固定．目の粗いガーゼを中止し，不織布を使用，消毒液も中止とする．出血や痛みが続く場合，粉状皮膚保護剤で粘膜を保湿したり，浮腫軽減の目的でステロイド軟膏を使用したりする．それでも軽減しない場合は，硝酸銀希釈液などによる焼灼や電気メスでの切除を行う（図1）．［文献76-78］

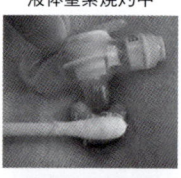

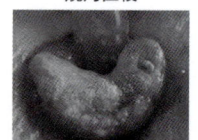

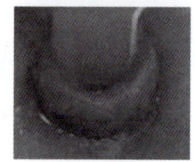

　　　　　　　　　　　　　　　　　　　　　　　　　　　　＜梶西 ミチコ＞

図1　不良肉芽治癒過程

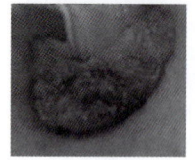

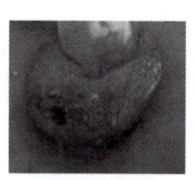

バンパー埋没症候群
buried bumper syndrome: BBS

　胃瘻造設後の合併症の一つで，バンパー型カテーテルに特徴的な合併症である。カテーテルの内部ストッパー（バンパー）が胃粘膜に覆われることによって起こる状態である。症状として，突然栄養剤の注入が不良となることで発覚することが多い。栄養剤が注入できない，胃瘻部からの逆流が起こる，カテーテルを回転させようとしても思うように動かないなどの症状が出る。

　内部ストッパーを引き気味に固定していると起こりやすい。外部ストッパーと体表の間に1cm程度の空隙があることが推奨されているが，瘻孔からの漏れがある場合に漏れを防ごうと牽引した場合や，栄養状態が改善し腹壁の厚みが増した場合に生じやすい。また，通常臥床している状態で胃瘻造設を行うが，座位になると引張り気味になることが原因となりうる。

　対処法としては，まず早期発見が重要で，内視鏡での確認と瘻孔部に対して押し込むことで解消できる場合もある。困難な場合は，無理をせず一度抜去し，同じ部位に再造設することは比較的容易である。

　予防法は，最低1日1回カテーテルを押し気味に回転させることである。外部ストッパーと体表の間に十分な空隙があることを確認することも重要である。

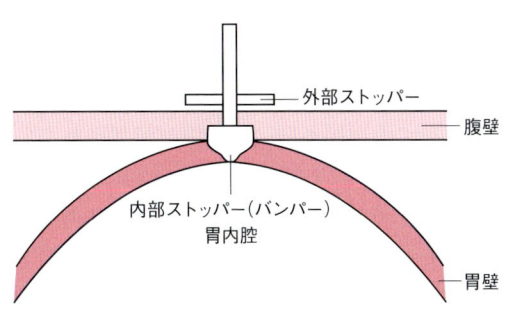

　なお，同様の症状は早期合併症としても起こる。造設時は胃壁と腹壁を密着させて瘻孔完成のため癒着促進をはかって牽引を強くするため，内部ストッパーが胃壁内にめり込んだ状態となって生じやすい。したがって，造設の翌日にはストッパーを緩めることが肝要である。

＜小野 成樹＞

図1　バンパー埋没症候群

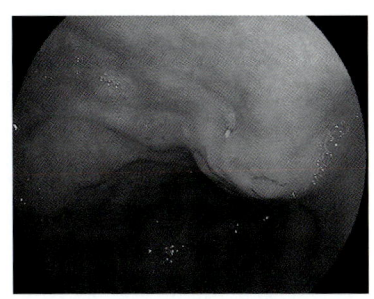

（曽和融生監修：PEG（胃瘻）栄養，フジメディカル出版，2009，p.99 より）

腹腔内誤留置
misplacement of the PEG catheter into the peritoneal cavity

　胃瘻カテーテル交換時に発生する重要かつ比較的頻度の高い合併症である。造設時には内視鏡にて内部ストッパーが胃内に留置されていることを確認する。しかし，交換時に胃内留置の確認を怠ると，カテーテルの腹腔内誤留置に気づかないまま栄養剤を誤注入して重大な障害が生じる。

　胃瘻交換時でも，第1回目の交換時は特に注意を要する。稀に造設時に腸管を誤って穿刺して造設してしまっていることがある。このような場合は重大な合併症と考えられていたが，意外に大きなトラブルなく胃瘻栄養が行われることも多い。しかしそのような場合でも，交換時カテーテルを抜去した途端，誤穿刺していた腸管がずれて瘻孔が破壊される。それに気づかず交換用のカテーテルを挿入すると腹腔内に誤留置することになる。腸管を穿通していなくても交換時に瘻孔を破壊することがある。

　瘻孔に対して交換用のカテーテルを斜めに挿入した場合，瘻孔を突き破りそのまま胃内ではなく腹腔内に誤留置することになる。また，交換用のカテーテル挿入時，十分胃内に押し込んだあと内部ストッパー（バンパーやバルーン）を広げないと，胃内ではなく瘻孔部で広げることになり瘻孔破壊が起こり腹腔内誤留置となる。交換時に十分な注意が必要とされる所以である。

　しかし，十分注意して交換を行っても，何の抵抗もなく瘻孔破壊から腹腔内誤留置が起こっていることもある。したがって，交換後胃内に確実に留置されていることを確認することが重要である。内視鏡，特に負担の少ない経鼻内視鏡で胃内に留置されていることを確認するのが最も確実である。しかしそれでも負担ということで，近年PEGドクターズネットワークから報告されたSky Blue法やリトマス試験紙法など簡易な間接確認法がある。ただ内視鏡等画像での確認に勝るものはなく，画像にて確認したもののみ診療報酬上も点数が与えられている。最近，胃瘻専用の内視鏡も発売され，胃瘻を通して内視鏡を挿入し胃内に留置されていることを確認できるようになった。

　腹腔内誤留置が疑われた場合は，ただちに内視鏡等で確認を行う。瘻孔の一部破壊のみで胃内への再挿入が可能な場合もあるが，再造設が必要になることが多い。要は腹腔内誤留置に気づくことなく栄養剤を注入し，取り返しのつかない腹膜炎を起こさないことである。

　　　　　　　　　　　　　　　　　　　　　　　　　　　＜小野 成樹＞

2. PEG 各論

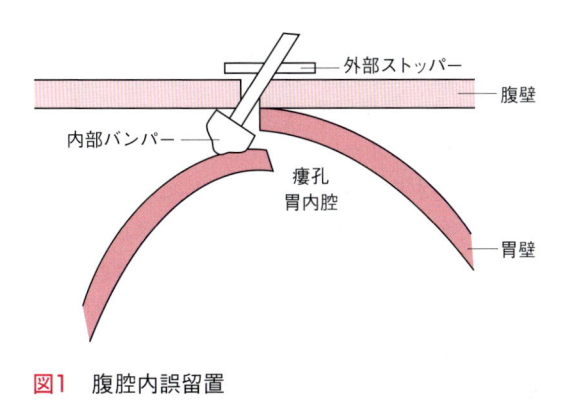

外部ストッパー
腹壁
内部バンパー
瘻孔
胃内腔
胃壁

図1 腹腔内誤留置

➡交換後の確認法（直接確認法 66 頁，間接確認法 68 頁）

2-3 合併症

2. PEG 各論

ボールバルブ症候群
ball valve syndrome

　本来のボールバルブ症候群（ball valve syndrome）とは，胃内の腫瘤や粘膜が十二指腸に脱出し，幽門を閉塞することで腹痛・嘔吐・腹部膨満などの症状を呈する病態と定義されている．胃瘻栄養管理中にバルーン・チューブ型カテーテルが蠕動運動などにより先進しバルーン部が十二指腸球部に脱出した場合にも，ボールバルブ症候群の状態を呈する（図1）．対策としてバルーン部の十二指腸への引き込みを予防する目的で外部ストッパーの使用が推奨されている．特殊な例として，バルーン部の先進がない場合でもボールバルブ症候群の状態を呈することが報告されている（図2）[79]．このような状態を予防するために，バルーンを拡張させた状態で安易に引き戻して固定せず，外部ストッパーを最良の長さに調節した後にバルーンを拡張させるという手順を習慣付けることが重要である．［文献79］

<足立 聡>

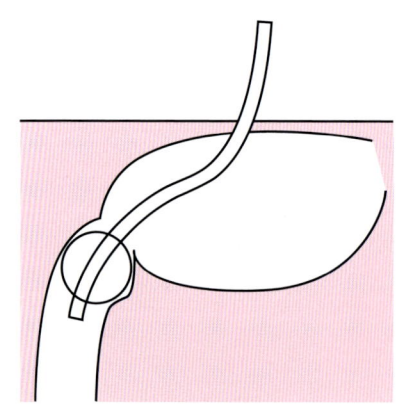

図1　ボールバルブ症候群
この状態で発症（閉塞）することもあるが，通過が保たれると無症状のこともある．

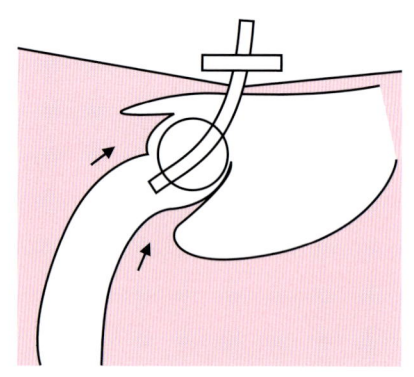

図2　ボールバルブ症候群の特殊例
図1では無症状であっても，安易に引き戻して固定することで発症（閉塞）する．

瘻孔圧迫壊死
fistula compression necrosis

　瘻孔圧迫壊死は，内外ストッパーにより腹壁を長時間にわたり圧迫阻血したため瘻孔周囲組織が壊死に至った状態のことである．胃瘻造設時や入れ替え時に，ボタン型カテーテルで腹壁厚に対して余裕がないサイズのカテーテルを選択することやチューブ型カテーテルで外部ストッパーを締め過ぎることが一因とされている．速やかに圧迫を解除することが必要とされる．組織壊死がバンパー埋没症候群を引き起こし，栄養剤の注入により感染が拡大すると広範囲な蜂窩織炎，壊疽から致命的な壊死性筋膜炎に至った例も報告されており[80]，圧迫解除後も慎重な対応が望まれる．

　予防としては，必ず外部ストッパーと腹壁の間に1〜2 cm程度の余裕を持たせることが必要である．カテーテル挿入時にわずかな余裕がある程度では，瘻孔周囲炎などの感染による組織浮腫のため予想外にストッパーが腹壁を圧迫し，同様の経過を辿ることが危惧されるため，注意を要する．［文献80］　　＜足立 聡＞

➡スキントラブル（128頁）　➡バンパー埋没症候群（133頁）

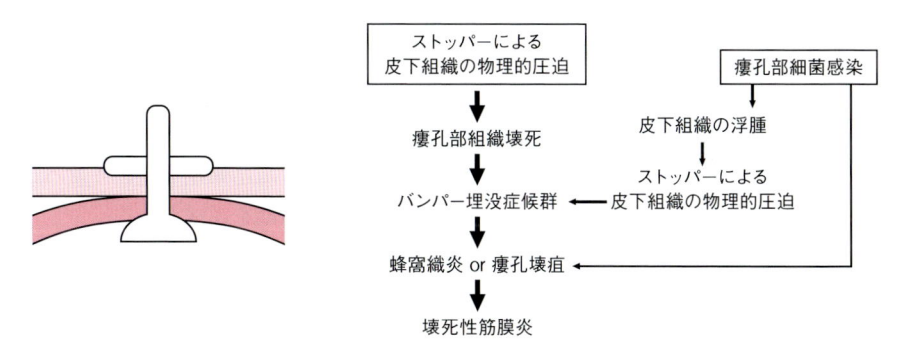

図1　締め過ぎたストッパー　　図2　瘻孔圧迫壊死の重症化

瘻孔形成不全
incomplete stoma (fistula) formation

　瘻孔形成不全とは，瘻孔形成という創傷治癒過程に妨げが生じることである。創傷治癒の正常な過程を2つの期に分けて理解しておくことが必要である。

第1期：炎症反応期（造設術後約4～5日）

　まず血管収縮と血小板により血栓が形成され，次に凝固因子のフィブリノンによる線維束が形成される。術後6～24時間は，好中球が細菌などを貪食処理し，術後12～48時間は単球が集まってマクロファージに分化して異物（細菌や組織分解物）を貪食する。これらの細胞（白血球）の集積や分化が悪いと，異物を除去できず炎症が遷延する。

第2期：増殖期（肉芽形成期）

　マクロファージによる異物の除去が進むと，毛細血管の新生が起こり，線維芽細胞が出現して，コラーゲン蛋白質，多糖類を合成する。線維芽細胞によるコラーゲン合成には，アミノ酸，酸素，ビタミンCが重要である。毛細血管は，線維芽細胞にこれらを供給している。コラーゲンは，まず細い網目状のⅢ型コラーゲン（血液凝固活性化に優れている）が産生され，やがて太く密なⅠ型コラーゲンに置き換えられて強固になっていく。

　胃瘻造設術後における過剰な消毒薬の使用は，白血球の活動を抑制することで炎症反応期を遅延させる。また，内部および外部ストッパーによる圧迫や胃壁固定具の結紮による血流不全は，白血球の遊走を抑制して炎症反応期を遅延させ，さらに局所へのアミノ酸，酸素，ビタミンCの供給を減じて増殖期を遅延させる。全身的な低酸素血症や栄養不良も，炎症反応期および増殖期を遅延させる。

　瘻孔形成不全を起こさないためには，事前の評価と造設後の評価の両方が欠かせない，ということが理解されるであろう。

<赤羽 重樹>

瘻孔周囲炎
wound infection / peristomal infection

　瘻孔周囲炎・瘻孔感染・創感染はほぼ同義として用いられている。その定義は2003年，第2回PEGコンセンサスミーティングにおいて以下のように提唱されている。「膿瘍や排膿があれば確定とし，発赤・腫脹・硬結・疼痛などがあり，『感染』と診断し抗菌薬の投与や局所の処置，胃瘻使用の中止・延期を行った場合」をいう。感染の診断にはJainの基準8点以上を参考とする（表1）。

　瘻孔周囲炎はPEG後2週間以内の早期合併症としても，2週間以降の慢性期合併症としても発生する。早期の瘻孔周囲炎の起因菌としては口腔内細菌の関与が重要とされており，造設手技としてカテーテルが口腔咽頭を通過するプル・プッシュ法でイントロデューサー法より発生が多いといわれている。胃壁固定糸の締めすぎによる虚血も瘻孔周囲炎の発生に関係する。慢性期の瘻孔周囲炎には栄養剤の漏れに伴って発生するものが多く，胃内pH上昇による胃内細菌（腸内細菌），皮膚細菌なども重要な因子となる。

　瘻孔周囲炎の発生予防としては，造設時の口腔清拭の強化，オーバーチューブの使用，イントロデューサー法での造設，胃壁固定の締めすぎ回避などが有効であり，慢性期にはカテーテルの外部ストッパーが常に同じ位置に当たらないようにカテーテルの固定方向を変えることや，外部ストッパーと皮膚の間に1 cm程度の余裕を持たせることなどが有効である。また，瘻孔周囲スキンケアも欠かせない。1日1回は石けん洗浄後よく拭き取り，瘻孔周囲皮膚を清潔に保つことが必要である。

　発生時の対応の基本は洗浄と圧迫の除去であり，栄養剤の漏れがある場合には半固形化栄養剤投与や小腸挿管（jejunal tubing: PEGJ）を行い，漏れをコントロールすることが必要である。［文献3］

<髙橋 美香子>

表1　Jainの基準

発　赤	浸出液	硬　結
0〜発赤 なし	0〜浸出液なし	0〜硬結なし
1〜直径 < 5 mm	1〜漿液	1〜直径 < 10 mm
2〜直径 6〜10 mm	2〜漿液血液状	2〜直径 11〜20 mm
3〜直径 11〜15 mm	3〜血性	3〜直径 > 20 mm
4〜直径 > 15 mm	4〜膿性	

スコアの合計が8点以上，もしくは明らかな膿汁の流出がみられた時に「感染あり」とする。

瘻孔損傷
stoma injury

　瘻孔とは，狭義では瘻管の開口部を指すが，広義では瘻管そのものを指す。瘻孔（瘻管）は「本来ないところにできた異常な通路」を意味し，器官と皮膚との間，または器官と器官の間に生じる。原因としては，先天性，外傷や感染などの炎症性があげられるが，必要な場所に人工的に造設（気管切開による気管皮膚瘻，胃瘻，腸瘻，膀胱瘻など）することもある。

　瘻孔は，創傷治癒機転によって生じる結合組織で形成されている。瘻孔損傷とは，この結合組織が破損することである。例えば，胃瘻（図1）の瘻孔損傷とは，皮膚と胃の通路の構造が途中で破損してしまうことを指す（図2）。

　瘻孔の結合組織は形成されてから時間が経っていても脆く，強い力で伸展させると損傷してしまう。カテーテル交換時において，新しいカテーテルを挿入する方向が瘻孔の方向と異なっていると，瘻孔の結合組織に過剰な伸展力が加わり裂けてしまう。古いカテーテルを抜去する前に，瘻孔の方向を確認しておくことが必要である。また交換時の体位も重要で，造設時と同じように腹壁を平坦にして，腹壁の筋層に造設時とのずれが生じないようにしておくと抵抗が少なく損傷しにくくなる。

<赤羽 重樹>

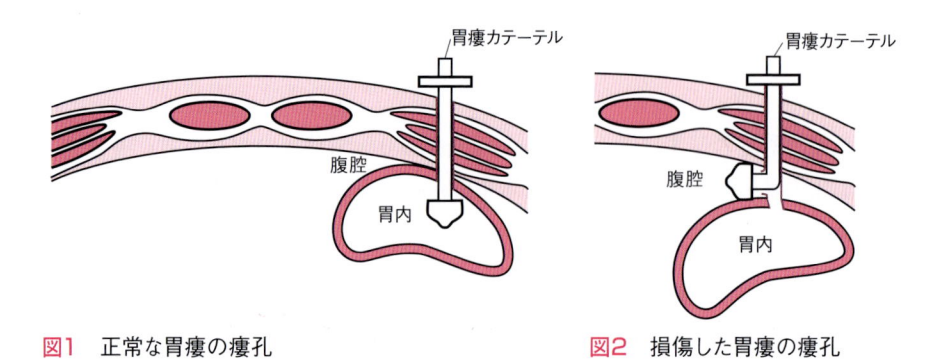

図1　正常な胃瘻の瘻孔

図2　損傷した胃瘻の瘻孔

文 献

1) 嶋尾 仁：胃瘻とは．内視鏡的胃瘻造設術—手技から在宅管理まで—改訂第2版，嶋尾 仁編，大阪，永井書店，2005, pp1-6
2) 蟹江治郎：PEGチューブの種類と特徴．胃瘻PEGハンドブック，東京，医学書院，2002, pp80-86
3) 高橋美香子ほか：学術用語委員会（第2回PEGコンセンサス・ミーティング）報告『Complicationについて』．在宅医療と内視鏡治療 8: 60-62, 2004
4) 鈴木 裕ほか：経皮内視鏡的胃瘻造設術ガイドライン．消化器内視鏡ガイドライン 第3版，日本消化器内視鏡学会監修，東京，医学書院，2006, pp310-323
5) 嶋尾 仁：腹水症例への胃瘻造設術．内視鏡的胃瘻造設術—手技から在宅管理まで—，嶋尾 仁編，改訂第2版，大阪，永井書店，2005, pp36-37
6) 嶋尾 仁：減圧胃瘻造設術．内視鏡的胃瘻造設術—手技から在宅管理まで—，嶋尾 仁編，改訂第2版，大阪，永井書店，2005, pp133-135
7) 大浜用克ほか：重症心身障害児の胃食道逆流現象．—逆流防止術の効果から考えた手術適応の意義—．日小外会誌 27: 44-48, 1991
8) Kawahara H et al: Relationship between straining, transient lower esophageal sphincter relaxation, and gastroesophageal reflux in children. Am J Gastroenterol 96: 2019-2025, 2001
9) Launay V et al: Percutaneous endoscopic gastrostomy in children: influence on gastroesophageal reflux. Pediatrics 97: 726-728, 1996
10) 倉 敏郎ほか：第4回学術・用語委員会報告—「PEGに関する用語の統一」—．在宅医療と内視鏡治療 10: 115-124, 2006
11) 鷲澤尚宏ほか：胃切除既往症例におけるPEG（percutaneous endoscopic gastrostomy）の可否—CTスキャンを用いた臨床的検討．日外科系連会誌 27: 744-748, 2002
12) 倉 敏郎ほか：胃切除後の経皮内視鏡的胃瘻造設術（PEG）．臨床消化器内科 24: 1515-1521, 2009
13) 藤島一郎：嚥下と嚥下障害．聖隷三方原病院嚥下チーム編著：嚥下障害ポケットマニュアル 第2版，東京，医歯薬出版，2003, pp1-12
14) 藤島一郎：口から食べる．嚥下障害Q&A 第3版，東京，中央法規出版，2002
15) Cairns A et al: Percutaneous endoscopic gastrostomy and ventriculoperitoneal shunts: a dangerous combination? Dig Endosc 21: 228-231, 2009
16) 今中孝信：尊厳死を考える．第2章死をみとる医療と尊厳死，医療教育情報センター編集，東京，中央法規出版，2006, pp29-50
17) 井形昭弘：尊厳死を考える．第5章今なぜ尊厳死か，医療教育情報センター編集，東京，中央法規出版，2006, pp97-125
18) 中島 孝：難病の生活の質（QOL）研究で学んだこと．JALSA 64: 51-57, 2005
19) Norton B et al: A randomized prospective comparison of percutaneous endoscopic gastrostomy and nasogastric tube feeding after acute dysphagic stroke. BMJ 312(7022): 13-16, 1996
20) 鈴木博昭：緩和内視鏡治療を考える．鈴木博昭・鈴木裕編，緩和内視鏡治療，東京，医学書院，2002, pp3-6
21) 松田亀松ほか：病院におけるQCサークル活動の導入と推進．病院長，医師，管理者，総婦長のための，東京，日科技連出版社，1986
22) 家里誠一：病院経営におけるTQM導入についての一考察．三田商学研究 49: 37-50, 2006

●文献

23) 倉 敏郎ほか：胃瘻造設法，胃瘻カテーテル交換後の確認法に関する用語について．在宅医療と内視鏡治療 14: 91-94, 2010
24) 鈴木 裕ほか：第1回 PEG コンセンサスミーティング，PEG コンセンサスミーティング「より安全な PEG を目指して」．在宅医療と内視鏡治療 7: 68-70, 2003
25) 髙橋美香子：胃ろう（PEG）と栄養，曽和融生・比企能樹・鈴木博昭監修，東京，PEG ドクターズネットワーク，2008, p30
26) Gauderer MW et al: Gastrostomy without laparotomy: a percutaneous endoscopic technique. J Pediatr Surg 15(6): 872-875, 1980
27) Gauderer MW: Pediatric Surgery, Gastrostomy, Spitz L, Coran AG.,5th edition, Chapman & Hall, London, 1995, pp286-297
28) Shike M et al: Direct percutaneous endoscopic jejunostomies for enteral feeding. Gastrointest Endosc 44: 536-540, 1996
29) Mellert J et al: Direct endoscopic percutaneous jejunostomy(EPJ). Clinical results. Surg Endosc 8: 867-869, 1994
30) 鈴木 裕ほか：経皮内視鏡的消化管瘻造設術．外科 64(4): 409-417, 2002
31) 岡野 均ほか：経皮内視鏡的胃瘻造設術の試み．Gastoenterol Endosc 28: 2114-2116, 1986
32) Sharma VK et al: Meta-analysis of randomized, controlled trials of antibiotic prophylaxis before percutaneous endoscopic gastrostomy. Am J Gastroenterol 95: 3133-3136, 2000
33) 西山順博：胃瘻（PEG）ケアはじめの一歩，小山茂樹監修，東京，秀和システム，2010
34) 妙中直之：PEG（胃瘻）栄養〜適切な栄養管理を行うために 改訂版，曽和融生監修，大阪，フジメディカル出版，2009, pp23-28
35) Suzuki Y et al: The sky blue method as a screening test to detect misplacement of percutaneous endoscopic gastrostomy tube at exchange. Intern Med 48: 2077-2081, 2009
36) Higashiguchi T et al: Effect of Nutrition Support Team based on the New System "Potluck Party Method(PPM)". Japanese Journal of Surgical Metabolism and Nutrition 34(1): 1-8, 2000
37) 倉田なおみ：内服薬経管投与ハンドブック 第2版，藤島一郎監修，東京，じほう，2006
38) 医学大辞典 第2版，伊藤正男ほか編，東京，医学書院，2009
39) 谷口正哲：コメディカルのための静脈経腸栄養ハンドブック，日本静脈経腸栄養学会編，東京，南江堂，2008, pp165-166
40) Ciocon JO: Continuous compared with intermittent tube feeding in the elderly. J Parenter Enteral Nutr 16: 525-528, 1992
41) 経腸栄養剤の種類と選択 改訂版，井上善文・足立香代子編，フジメディカル出版，2009
42) 渡辺明治・福井富穂編：今日の病態栄養療法，東京，南光堂，2003
43) 日本外科代謝栄養学会編：侵襲に対する生体反応．代謝・栄養ー用語解説集，2004（ホームページ掲載）
44) Harris JA, Benedict FG: A Biometric Study of Human Basal Metabolism. Proc Natl Acad Sci USA 4: 370-373, 1918
45) Long CL et al: Metabolic response to injury and illness: estimation of energy and protein needs from indirect calorimetry and nitrogen balance. JPEN: J Parenter Enteral Nutr 3: 452-456, 1979
46) 髙木洋治：微量元素．静脈経腸栄養 18(2): 70-78, 2003

47) 山東勤弥：2, 3ヶ月以上のTPN管理下でのセレン濃度の検査頻度と補充法．医学のあゆみ 209: 265-272, 2004
48) 藤島一郎：脳卒中の摂食・嚥下障害，東京，医歯薬出版，1993, pp88-89
49) Logemann JA: Evaluation and treatment of swallowing disorders. San Diego, College-Hill Press, 1983
50) 倉智雅子：Thermal stimulationの意義と方法，アイスマッサージとの違いは？ 嚥下障害 Q&A，吉田哲二編，大阪，医薬ジャーナル社，2001, pp178-179
51) 金谷節子ほか：嚥下食ピラミッドによる嚥下食レシピ 125，江頭文江・栢下淳編，東京，医歯薬出版，2007
52) 藤島一郎：目で見る嚥下障害 − 嚥下内視鏡，嚥下造影の所見を中心として，東京，医歯薬出版，2006
53) 日本摂食・嚥下リハビリテーション学会医療検討委員会：「嚥下造影の標準的手順（詳細版）」完成版．日摂食嚥下リハ会誌 8(1): 71-86, 2004
54) 日本摂食・嚥下リハビリテーション学会医療検討委員会：嚥下内視鏡検査の標準的手順．日摂食嚥下リハ会誌 11(3): 389-402, 2007
55) 寺本信嗣ほか：嚥下スクリーニングとしての簡易嚥下誘発試験の有用性．日呼吸会誌 37: 466-470, 1999
56) Nakajoh K et al: Relation between incidence of pneumonia and protective reflexes in post stroke patients with oral or tube feeding. J Intern Med 247: 39-42, 2000
57) 本多知行：嚥下障害．治療（増刊号）83: 677-681, 2001
58) 藤島一郎：脳卒中の摂食・嚥下障害 第2版，東京，医歯薬出版，1998
59) 朝井政治ほか：嚥下障害に対する理学療法の現状と今後の展望．理学療法 23(8): 1111-1116, 2006
60) 助金 淳：リハビリテーション栄養と作業療法．Monthly Book Medical Rehabilitation 143（増刊）: 21-26, 2012
61) 大谷 順：PEGの活用，食べるためのPEG．嚥下障害とPEG，三原千恵編，大阪，フジメディカル出版，2008, pp66-71
62) 米山武義：要介護高齢者に対する口腔衛生の誤嚥性肺炎予防効果に関する研究．日歯医学会誌 20: 58-68, 2001
63) 占部秀徳：口腔ケアの重要性．嚥下障害とPEG，三原千恵編，大阪，フジメディカル出版，2008, pp99-108
64) Lee BJ et al: How good is cola for dissolution of gastric phytobezoars? World J Gastroenterol 15: 2265-2269, 2009
65) 井上和彦ほか：腰脳血管障害をもつ高齢者患者における胃排出能の検討 − トリプチンの効果を含めて −．日老医誌 30: 41-45, 1993
66) 小川滋彦ほか：経皮内視鏡的胃瘻造設術の長期観察例における問題点−呼吸器感染症と胃排出機能における検討．Gastroenterol Endosc 34: 2400-2408, 1992
67) 合田文則：よくわかる臨床栄養管理実践マニュアル，合田文則編，東京，全日本病院出版会，2009, pp163-174
68) 黒部仁ほか：内視鏡的胃瘻造設部に転移した下咽頭癌の1例．日臨外会誌 69: 298-301, 2008

●文献

69) Gottfried EB et al: Pneumoperitoneum following percutaneous endoscopic gastrostomy. A prospective study. Gastrointest Endosc 32: 397-399, 1986
70) Wojtowycz MM et al: CT findings after uncomplicated percutaneous gastrostomy. AJR: Am J Roentgenol 151: 307-309, 1988
71) 大浦 元ほか：経皮内視鏡的胃瘻造設術後にみられる気腹の臨床的検討．在宅医療と内視鏡治療 8: 8-12, 2004
72) Safadi BY et al: Percutaneous endoscopic gastrostomy. Gastrointest Endosc Clin N Am 8: 551-568, 1998
73) Romero R et al: Complicated PEG-to-skin level gastrostomy conversions: analysis of risk factors for tract disruption. Gastrointest Endosc 44: 230-234, 1996
74) 日本看護協会認定看護師制度委員会創傷ケア基準検討会：スキンケアガイダンス，東京，日本介護協会出版会，2002
75) 月刊ナーシング．学研マーケティング，2010: 02
76) 創傷管理と治癒システム，田澤賢次編，東京，金原出版，2008, pp56-80
77) エキスパートナース．東京，照林社，2004, 10, 1
78) PEGのトラブルA to Z—トラブルから学ぶ対策そして予防，小川滋彦監修，東京，PEGドクターズネットワーク，2009
79) 森 昭裕ほか：PEG管理中，バルーン式栄養チューブでいわゆるBall valve syndromeをきたした一例．在宅医療と内視鏡治療 5: 26-28, 2001
80) 三浦一真ほか：経皮内視鏡下胃瘻造設術後の壊死性筋膜炎の1例．外科 72(3): 309-311, 2010

付録

本付録の情報は、発行時点の関連資料等から抜粋・引用していますが、当該情報は変更・更新される場合があり、利用にあたっては最新関連情報を入手されることをお勧めします。

1) 保険制度

＊抜粋・引用した資料：診療報酬2012【BASIC点数表】（医学通信社刊）

1. 在宅成分栄養経管栄養法指導管理料

区分番号	名　　称	点　数	算定用件など
C105	在宅成分栄養経管栄養法指導管理料	2,500点	注　在宅成分栄養経管栄養法を行っている入院中の患者以外の患者に対して、在宅成分栄養経管栄養法に関する指導管理を行った場合に算定する。 →在宅成分栄養経管栄養法指導管理料 (1) 在宅成分栄養経管栄養法とは、諸種の原因によって経口摂取ができない患者又は経口摂取が著しく困難な患者について、在宅での療養を行っている患者自らが実施する栄養法をいう。このうち在宅成分栄養経管栄養費法指導管理料算定の対象となるのは、栄養維持のために主として栄養素の成分の明らかなもの（アミノ酸、ジペプチド又はトリペプチドを主なタンパク源とし、未消化態タンパクを含まないもの。以下同じ）を用いた場合のみであり、栄養維持のために主として単なる流動食（栄養素の成分の明らかなもの以外のもの）を用いており、栄養素の成分の明らかなものを一部用いているだけの場合や単なる流動食について鼻腔栄愛を行った場合等は該当しない。 (2) 対象となる患者は、原因疾患の如何にかかわらず、在宅成分栄養経管栄養法以外に栄養の維持が困難な者で、当該療法を行うことが必要であると医師が認めた者とする。 (3) 在宅成分栄養経管栄養法指導管理料を算定している患者（入院中の患者を除く）については、J120鼻腔栄養の費用は算定できない。
C105-2	在宅小児経管栄養法指導管理料	1,050点	
C162	在宅経管栄養法用栄養管セット加算	2,000点	注　在宅成分栄養経管栄養法又は在宅小児経管栄養法を行っている入院中の患者以外の患者に対して、栄養管セットを使用した場合に第1款の所定点数に加算する。 →在宅経管栄養法用栄養管セット加算 　在宅経管栄養法用栄養管セット加算とC161注入ポンプ加算とは、併せて算定することができるが、それぞれ月1回限り算定する。

●付 録

2．造設・交換に関する保険点数

区分番号	名　称	点　数	算定用件など
K664	胃瘻造設術 （経皮的内視鏡下胃瘻造設術を含む）	10,070 点	手術時体重1500g 未満の児に対して行った場合に所定点数の100分の400を加算、新生児に行った場合に所定点数の100分の300を加算できる。 →胃瘻造設術（経皮的内視鏡下胃瘻造設術を含む） (1) 経皮的内視鏡下胃瘻造設術で用いるカテーテル及びキットの費用は所定点数に含まれ別に算定できない。 (2) 当該療養を行う際には、胃瘻造設の必要性、管理の方法及び閉鎖の際に要される身体の状態等、療養上必要な事項について説明を行う。
K664-2	経皮経食道胃管挿入術 （PTEG）	14,610 点	→経皮経食道胃管挿入術（PTEG） 　経皮経食道胃管挿入術（PTEG）で用いるカテーテル及びキットの費用は所定点数に含まれ別に算定できない。
J-043-4	経管栄養カテーテル交換法	200 点	→経管栄養カテーテル交換法 　経管栄養カテーテル交換法は、胃瘻カテーテル又は経皮経食道胃管カテーテルについて、十分に安全管理に留意し、経管栄養カテーテル交換後の確認を画像診断又は内視鏡等を用いて行った場合に限り算定する。なお、その際行われる画像診断及び内視鏡等の費用は、当該点数の算定日に限り、1回に限り算定する。 ＜経管栄養カテーテル交換に関する事務連絡＞ 問　経管栄養カテーテル交換法について、鼻腔栄養カテーテルも対象となるか。 答　対象とならない。胃瘻カテーテル又は経皮経食道胃カテーテルを交換した場合に算定する。

3．特定保険医療材料料

区分番号	名　称	価　格
026	栄養カテーテル 　(1) 経鼻用 ③経腸栄養用 　(2) 腸瘻用	1,630 円 4,350 円
037	交換用胃瘻カテーテル 　(1) 胃留置型 　　①バンパー型 　　　（ア）ガイドワイヤーあり 　　　（イ）ガイドワイヤーなし 　　②バルーン型 　(2) 小腸留置型	 21,700 円 19,600 円 8,200 円 16,300 円

特定保険医療材料及びその価格（材料価格基準）
　厚生労働省告示第61号（平20.3.5）
　　（最終改定：告示80、平24.3.5）より抜粋

4. 入院時食事療養費・入院時生活療養費

区分番号	名　称	価　格	算定用件など
第1 食事療養	1　入院時食事療養（Ⅰ） （1食につき）	640円	注1　別に厚生労働大臣が定める基準に適合しているものとして地方厚生局長等に届け出て当該基準による食事療養を行う保険医療機関に入院している患者について，当該食事療養を行ったときに，1日につき3食を限度として算定する。 注2　別に厚生労働大臣が定める特別食を提供したときは，1食につき76円を，1日につき3食を限度として加算する。 注3　当該患者（療養病棟に入院する患者を除く）について食堂における食事療養を行ったときは，1日につき50円を加算する。
	2　入院時食事療養（Ⅱ） （1食につき）	506円	注　入院時食事療養（Ⅰ）を算定する保険医療機関以外の保険医療機関に入院している患者について，食事療養を行ったときに，1日につき3食を限度として算定する。
第2 生活療養	1　入院時生活療養（Ⅰ） (1) 健康保険法第63条第2項第2号イ及び高齢者の医療の確保に関する法律第64条第2項第2号イに掲げる療養（以下「食事の提供たる療養」という）（1食につき） (2) 健康保険法第63条第2項第2号ロ及び高齢者の医療の確保に関する法律第64条第2項第2号ロに掲げる療養（以下「温度，照明及び給水に関する適切な療養環境の形成たる療養」という）（1日につき）	554円 398円	注1　別に厚生労働大臣が定める基準に適合しているものとして地方厚生局長等に届け出て当該基準による生活療養を行う保険医療機関に入院している患者について，当該生活療養を行ったときに，(1)に掲げる療養については1日につき3食を限度として算定する。 注2　別に厚生労働大臣が定める特別食を提供したときは，(1)に掲げる療養について，1食につき76円を，1日につき3食を限度として加算する。 注3　当該患者（療養病棟に入院する患者を除く）について，食堂における(1)に掲げる療養を行ったときは，1日につき50円を加算する。
	2　入院時生活療養（Ⅱ） (1) 食事の提供たる療養（1食につき） (2) 温度，照明及び給水に関する適切な療養環境の形成たる療養（1日につき）	420円 398円	注　入院時生活療養（Ⅰ）を算定する保険医療機関以外の保険医療機関に入院している患者について生活療養を行ったときに，(1)に掲げる療養については1日につき3食を限度として算定する。

入院時食事療養費に係る食事療養及び入院時生活療養費に係る生活療養の費用の額の算定に関する基準
　厚生労働省告示第99号（平18.3.6）（改定：告示474, 平20.9.30）より抜粋

●付 録

2）情報ネットワーク
全国における情報ネットワーク（研究会）
北海道胃瘻研究会
東北 PEG 研究会
福島県 PEG 研究会
茨城県 PEG・PTEG 研究会
長野県胃ろう研究会
北陸 PEG・在宅栄養研究会
関西 PEG・栄養研究会
滋賀 PEG ケアネットワーク
西兵庫 PEG・栄養研究会
広島胃瘻と経腸栄養療法研究会（広島ページェント）
大分県 PEG カンファレンス
鹿児島 PEG 研究会
（PEG・在宅医療研究会（HEQ）の web サイト他より）

日本栄養療法推進協議会
〒 112-0012　東京都文京区大塚 5-3-13 小石川アーバン 4 階
一般社団法人学会支援機構内
TEL：03-5981-6014/FAX：03-5981-6012
E-mail：jcnt@asas.or.jp
http://www.jcnt.jp/

日本消化器内視鏡学会
〒 101-0062　東京都千代田区神田駿河台 3-2-1
新御茶ノ水アーバントリニティビル 4 階
TEL：03-3525-4670/FAX：03-3525-4677
E-mail：info@jges.or.jp
http://www.jges.net/

日本静脈経腸栄養学会
〒 514-1295　三重県津市大鳥町 424-1
藤田保健衛生大学医学部外科・緩和医療学講座内
TEL：059-252-1555（代表）/FAX：059-254-2121
E-mail：jspen@fujita-hu.ac.jp
http://www.jspen.jp/

日本内視鏡外科学会
〒 100-0013　東京都千代田区霞が関 1-4-2 大同生命霞が関ビル 18 階
日本コンベンションサービス株式会社内
TEL：03-3503-5917/FAX：03-3508-1302
E-mail：jses@convention.co.jp
http://www.jses.or.jp/

PEG・在宅医療研究会（HEQ）
〒 534-0021　大阪市都島区都島本通 2-13-22
大阪市立総合医療センター消化器外科内
TEL：06-6929-1221（代）/FAX：06-6929-1090
E-mail：heq@hospital.city.osaka.jp
http://www.heq.jp/

PEG ドクターズネットワーク（PDN）
〒 104-0032　東京都中央区八丁堀 3-22-9 石橋ビル 2 階
TEL：03-6228-3611/FAX：03-6228-3730
E-mail：info@peg.or.jp
http://www.peg.or.jp/

3）PEG・在宅医療研究会（HEQ）用語委員会コンセンサスミーティング

「PEG・在宅医療研究会（HEQ）」の内部検討委員会として学術・用語委員会があり，その中でPEGに関する用語の統一，適応，交換などに関するコンセンサスミーティングが開かれ，ステートメントが発表されている。詳細は同研究会のホームページ（http://www.heq.jp/）を参照。

索引

和文

【あ】

アイスマッサージ　102
アウトカム　29
亜鉛　99
圧迫　138
　—虚血　66, 68, 73
アマンタジン　25
安静時エネルギー代謝量　80
安楽死　33
胃軸捻転症　19
胃食道逆流　19, 24, 48, 112, 114, 126
　—症　126
胃石　113
　—形成　113
胃切除術　20
一方向弁　47
胃内ストッパー　4
胃排出能　113, 114
　—低下　114
胃排泄　90
胃壁固定　13, 40, 41
　—具　40
胃壁腹壁固定　40, 42
医薬品経腸栄養剤　83
医療過誤　6
医療事故　6
イルミネーション・テスト　124
イルリガートル　58
胃瘻（胃ろう）　2
　—カテーテル　4, 54
　—カテーテル交換　70, 74
　—交換時合併症　134

—造設術　12
—造設方法　61, 62
—部　66, 68, 73
インシデント　6, 34
イントロデューサー法　41, 115
イントロデューサー原法　41
イントロデューサー変法　42, 57, 115
インフォームド・コンセント　16, 30
インプランテーション　115
栄養　18, 138
　—アセスメント　76
　—サポートチーム　78
栄養剤誤注入　116
壊死性筋膜炎　137
嚥下機能検査　104
嚥下障害　21, 103, 126
嚥下食ピラミッド　103
嚥下造影　21
　—検査　104
嚥下テスト食　106
嚥下内視鏡　21
　—検査　104
嚥下反射　24, 102
嚥下補助食　107
嚥下リハビリテーション　108
炎症性腸疾患　22
塩素系漂白剤　72
延命治療　35
横行結腸　124, 131
オブチュレーター　44

【か】

ガイドワイヤー　45

151

● 索引

開腹下胃瘻造設術…………………46	球麻痺…………………………23
外部ストッパー……4, 54, 66, 68, 73, 133	凝集性…………………………103
潰瘍性大腸炎……………………22	禁忌……………………………7
過失……………………………6	グアーガム……………………92
過剰肉芽………………………132	空腸瘻…………………………50
かたさ…………………………103	偶発症…………………………6
活動係数………………………98	クリティカルパス……………31
合併症……………6, 82, 117, 122, 133	クリニカルパス………………31
カテーテル……………………4	クローン病……………………22
―逸脱……………………118	経胃瘻カテーテル内視鏡……70, 74
―交換……44, 63, 64, 116, 118, 140	経胃瘻的小腸挿管……………48
―交換手技………………64	経管栄養………………………8
―誤留置…………………116	経静脈栄養……………………9
―脱落……………………118	経腸栄養………………………10, 117
―チップ…………………58	―剤………………………83
―トラブル………………118	―ポンプ…………………82
―閉塞……………………118	経鼻胃管………………………8
カプサイシン…………………25	経皮経食道胃管挿入術………52
カプセル開封…………………81	経皮的交換……………………63, 64
簡易懸濁法……………………81	経皮内視鏡的胃瘻造設術……12
間欠投与………………………82	―困難例…………………52
肝左葉…………………………124	経皮内視鏡的空腸瘻…………50
癌性腹膜炎……………………13	―造設術…………………15
間接嚥下訓練…………………108	頸部食道瘻造設術……………52
間接確認法……………68, 116, 118	血液透析………………………28
緩和医療………………………37	結果……………………………29
緩和ケア………………………35	結合組織………………………140
(PEG の) 危険性………………30	結紮……………………………138
基礎エネルギー代謝量………80, 98	ゲル化…………………………96
基礎訓練………………………108	減圧 PEG………………………13
気腹……………………………117, 120	高カロリー経腸栄養剤………84
逆流性食道炎…………………112	交換……………………………18
逆流防止弁……………………47	―後の確認法……………66, 68
客観的データ栄養評価法……76	―時合併症………………120

152

抗凝固薬	53	舌ブラシ	110
口腔ケア	25, 110	疾患・病態別栄養剤	88
口腔清掃	110	シャント感染	26
抗血小板薬	53	主観的包括的栄養評価法	76
高次脳機能障害	108	出血	120, 122
高濃度経腸栄養剤	84	術後早期	127
高濃度濃厚流動食	84	傷害係数	98
後壁潰瘍	130	消化管運動機能改善薬	90
誤嚥	21, 24	消化管出血	130
—性	122	消化態栄養剤	83, 94
—性肺炎	21, 23, 25	消極的安楽死	33
呼吸係数	85	錠剤粉砕	81
呼吸商	85	硝酸銀希釈液	132
呼吸率	85	小腸挿管	48
固形化	96	小腸瘻	50
—補助食品	107	消毒	138
誤穿刺	124, 131	小児のPEG	14
(PEGの)困難例	52	上部消化管内視鏡	74
コンプリケーション	122	食酢	71
		食道炎	126
【さ】		食道潰瘍	126
在宅交換	70	食道裂孔ヘルニア	19
在宅成分(経腸)栄養法	86	食品経腸栄養剤	83
在宅中心静脈栄養法	86	食物繊維	92, 93
酢酸水	71, 118	食物テスト	106
サブスタンスP	24, 25	自律	35
残胃	20	人工透析	28
次亜塩素酸ナトリウム	72	診断的検査	104
歯間ブラシ	110	髄液シャント術	26
事故抜去	125	スカイブルー法	70
自己抜去	125	スキンケア	73
事前指示書	35	スキントラブル	128, 131
自然閉鎖	125	スクリーニング	106
持続投与	82	ステロイド軟膏	132

153

●索引

ストッパー	54
—による圧迫	128
ストレス係数	98
スポンジブラシ	110
酢水	71
成果	29
正常圧水頭症	26
成分栄養剤	83, 94
セーフティマネジメント	32
セカンダリーアウトカム	29
咳反射	24
積極的安楽死	33
摂食・嚥下障害	21, 108
摂食訓練	108
接続チューブ	58
絶対的禁忌	7
絶対的適応	16
説明	30
セミファーラー位	100
セルジンガー法	42, 57
セレン欠乏	99
蠕動運動	90, 114
前投薬	56
創感染	122, 139
早期合併症	122, 127
創傷治癒	138
造設	18
—方法	41, 42
相対的禁忌	7
相対的適応	16
増粘多糖類	107
尊厳死	33

【た】

タール便	130
体外ストッパー	4
対側胃壁潰瘍	130, 131
ダイレーター	57
ダイレクト法	42, 57
脱カプセル	81
脱気	117
ダックビル弁	47
中心静脈栄養法	9
（経腸栄養の）中断	127
注入器	58
チューブ型	4
長期合併症	122, 131
直接確認法	118
腸瘻	15
直接嚥下訓練	108
直接確認法	66, 116
治療的検査	104
鎮静薬	56
鎮痛薬	56
低残渣食	93
ティッシュこより	73
適応	16
転帰	29
天然濃厚流動食	94
同意	30
特殊栄養素	88
とろみ調整食品	107

【な】

内視鏡下交換	64, 74
内視鏡的胃瘻造設術	12
内視鏡的交換	74

内部ストッパー……4, 54, 66, 68, 73, 133, 134
肉芽…………………………………… 131, 132
日常生活活動 ……………………………… 36
日常生活動作 ……………………………… 36
日本栄養療法推進協議会 ………………… 78
尿毒症 ……………………………………… 28
濃厚流動食 …………………………… 83, 94
脳室-腹腔シャント ……………………… 26

【は】

パーセルインデックス …………………… 36
肺炎 ……………………………………… 122
バクテリアル・トランスロケーション …… 95
バッグ型経腸栄養剤 …………………… 101
発酵性食物繊維 …………………………… 92
ハリス-ベネディクトの式 …………… 80, 98
バルーン型 …………………………… 4, 70
バルーン・チューブ型カテーテル …… 136
晩期合併症 ……………………… 122, 131
半固形化栄養剤 …………… 96, 113, 114
半消化態栄養剤 ……………………… 83, 94
バンパー型 …………………………… 4, 70
バンパー埋没症候群 ………… 131, 133, 137
ヒヤリ・ハット ………………………… 34
病態別経腸栄養剤 ………………………… 88
微量元素 …………………………………… 99
貧血 ……………………………………… 130
ファーラー位 …………………………… 100
腹腔鏡下胃瘻造設術 ……………………… 60
腹腔内 …………………………………… 116
　―誤留置 ……………………… 120, 131, 134
　―誤挿入 ………………………………… 70
　―圧 …………………………………… 117
腹水 ……………………………………… 13

腹部CT ………………………………… 117
腹壁 ……………………………………… 140
腹膜炎 …………………………… 122, 125
腹膜透析 …………………………………… 28
不顕性誤嚥 ………………………………… 24
付着性 …………………………………… 103
プッシュ法 ………………………………… 62
物性 ……………………………………… 103
プライマリーアウトカム ………………… 29
ブラシ …………………………………… 118
フラッシュ ……………………………… 118
不良肉芽 ………………………… 131, 132
プル・プッシュ法 …………………… 61, 62
プル法 …………………………………… 61
プレバイオティクス ……………………… 92
ペクチン …………………………………… 92
便潜血 …………………………………… 130
ボールバルブ症候群 ………… 131, 136
保湿剤 …………………………………… 110
ボタン型 …………………………………… 4
ボタン式胃瘻カテーテル ………………… 47

【ま】

末梢静脈栄養法 …………………………… 9
麻痺性イレウス ……………………… 13, 122
無菌性 …………………………………… 101
漏れ ………………………………… 18, 48

【や】

薬剤投与 …………………………………… 81
癒着形成 ………………………………… 127
指サイン ………………………………… 124
用手的交換 …………………………… 63, 64

●索 引

【ら】

(PEGの) 利益	30
(PEGの) リスク	30
リスクアセスメント	34
リスクマネジメント	32, 34
リスボン宣言	35
リトマス試験紙法	134
リビングウィル	33, 35
臨床研究	29
冷圧刺激	102
瘻孔	2, 17, 140
—圧迫壊死	137
—感染	122, 139
—形成	138
—形成不全	138
—周囲炎	131, 139
—造設術	2
—損傷	64, 140
—破壊	134

欧 文

ACE阻害薬	25
ADL	36
ball valve syndrome	136
Billroth Ⅰ法	20
Billroth Ⅱ法	20
BT	95
delayed complication	122
Direct PEJ	50
early complication	122
GER	112, 126
HEN	86
HPN	86
incident	6
Jainの基準	122, 139
JET-PEG	48
LRD	93
major complication	122
minor complication	122
NST	78
—プロジェクト	78
nutrition support team	78
objective data assessment	76
ODA	76
PEG	12, 18
PEGJ	48, 82
—時潰瘍	130
PEJ	15, 50, 82
potluck party method	78
prebiotics	92
PTEG	52
QOL	37
REE	80
Roux-en Y法	20
RQ	85
RTH製剤	101
SGA	76
Sky Blue法	134
Stamm法	46
stoma	2
subjective global assessment	76
thermal (tactile) stimulation	102
TQM	38
V-Pシャント	26

156

PEG用語解説

2013年3月1日　初版第1刷発行

監　修　鈴木博昭・曽和融生・比企能樹
編　集　PEG・在宅医療研究会（HEQ）
　　　　編集委員：上野文昭・倉　敏郎・西口幸雄
発行人　宮定久男
発行所　有限会社フジメディカル出版
　　　　大阪市北区同心 2-4-17 サンワビル 〒530-0035
　　　　TEL 06-6351-0899 / FAX 06-6242-4480
　　　　http://www.fuji-medical.jp
印刷所　奥村印刷株式会社

©PEG・在宅医療研究会（HEQ），printed in Japan 2013
ISBN978-4-86270-036-0

＊ JCOPY ＜(社)出版者著作権管理機構＞
　　本書の無断複写は著作権法上の例外を除き禁じられています。
　　複写される場合は，その都度事前に，(社)出版者著作権管理機構
　　（電話 03-3513-6969，FAX 03-3513-6979，E-mail：info@jcopy.or.jp）
　　の許諾を得てください。

＊乱丁・落丁本はお取り替えいたします。
＊定価は表紙カバーに表示してあります。